MUNDO
GAY

EPOCA 2   AÑO 1   DICIEMBRE 2020

LOS SANTAS MÁS SEXYS

CRÍMENES DE ODIO

PINGÜISTAR
Un Nuevo Talento Musical

¿MI RELACIÓN ES TÓXICA?

CONCURSO AMATEUR CALENDARIO Y PORTADA MUNDO GAY

LAS 5 HERIDAS DEL ALMA

¡Feliz Navidad!

MUNDO GAY

EPOCA 2   AÑO 1   DICIEMBRE 2020

¿MI RELACIÓN ES TÓXICA?

CRÍMENES DE ODIO

LOS SANTAS MÁS SEXYS

CONCURSO AMATEUR CALENDARIO Y PORTADA MUNDO GAY

LAS 5 HERIDAS DEL ALMA

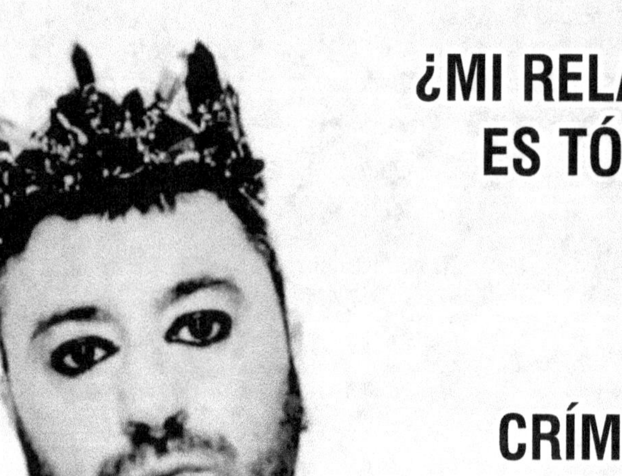

PINGÜISTAR

Un Nuevo Talento Musical ¡que viene con todo!

# MUNDO
GAY

EPOCA 2   AÑO 1   DICIEMBRE 2020

¿MI RELACIÓN
ES TÓXICA?

LOS SANTAS
MÁS SEXYS

CRÍMENES
DE ODIO

CONCURSO
AMATEUR
CALENDARIO
Y PORTADA
MUNDO GAY

LAS 5
HERIDAS
DEL ALMA

PINGÜISTAR

Un Nuevo Talento Musical ¡que viene con todo!

MUNDO GAY

EPOCA 2   AÑO 1   DICIEMBRE 2020

¿MI RELACIÓN ES TÓXICA?

LOS SANTAS MÁS SEXYS

CONCURSO AMATEUR CALENDARIO Y PORTADA MUNDO GAY

LAS 5 HERIDAS DEL ALMA

CRÍMENES DE ODIO

PINGÜISTAR

Un Nuevo Talento Musical ¡que viene con todo!

Estuve Casado 20 años y puedo decir que hasta el momento he vivido lo suficiente para ver muchos cambios en tan poco tiempo en cuestión de Derechos LGBT. No me considero un historiador, pero sí un testigo de los cambios que ha habido en la sociedad y la lucha que en los años recientes ha logrado avances importantes.

Estos avances incluyen que se puedan publicar, Libros, Revistas como esta. Además de que se ha logrado que se abran espacios que antes era impensable que hubiera presencia LGBT de forma objetiva en TV y en Series y Películas, que nos hagan sentir identificados y que nos ayuden a conocer un poco más de nosotros mismos, romper tabúes y en general conocer más de la vida LGBT, sin estereotipos, sin agresiones, de manera objetiva y buscando ver las cosas como son, o mínimo exponer diferentes puntos de vista para que cada quién se forme su opinión al respecto.

Hemos dado muchos pasos hacia adelante y es una razón más para no retroceder. En nuestro camino personal, Revista Mundo Gay siempre ha buscado estar cerca de nuestros lectores, en Redes Sociales, ya que fuimos de los pioneros en tener contacto directo con nuestros lectores a través de Facebook, Twitter, etc.

Te damos gracias por seguirnos acompañando en esta travesía por la vida, donde no sabemos a qué nuevos horizontes nos llevará ni qué nuevas aventuras viviremos.

Esta es una Revista que para muchos ha sido un refugio, donde todo el tiempo estamos rodeados de información, programas, libros, revistas y películas dirigidas a Heterosexuales que nos hacen a un lado, dando por sentado que no hay otras opciones.

Revista Mundo Gay es una producción hecha por Hombres Gays para Hombres Gays. Donde sabemos lo que nos gusta, lo que nos disgusta y buscamos estar siempre en contacto con la comunidad para seguir ofreciendo las cosas que te interesan, porque en este mundo tan cambiante las cosas evolucionan, se transforman y avanzan a veces demasiado rápido. Pero buscamos brindarte calidad.

¡VIVA LA DIVERSIDAD!
KYEV GALVÁN CRUZ

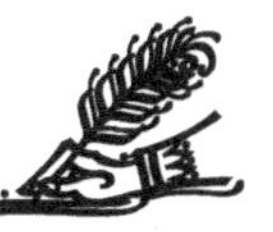

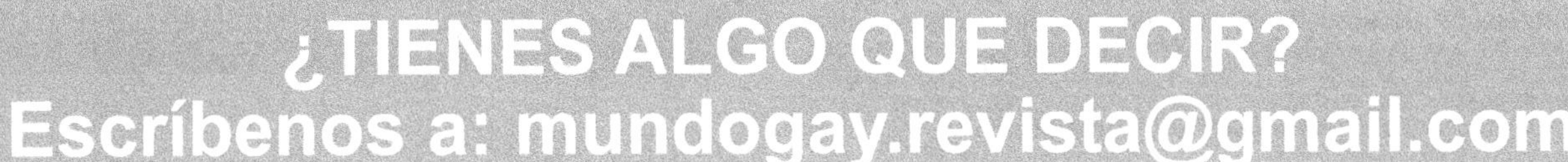

MUNDO Gay

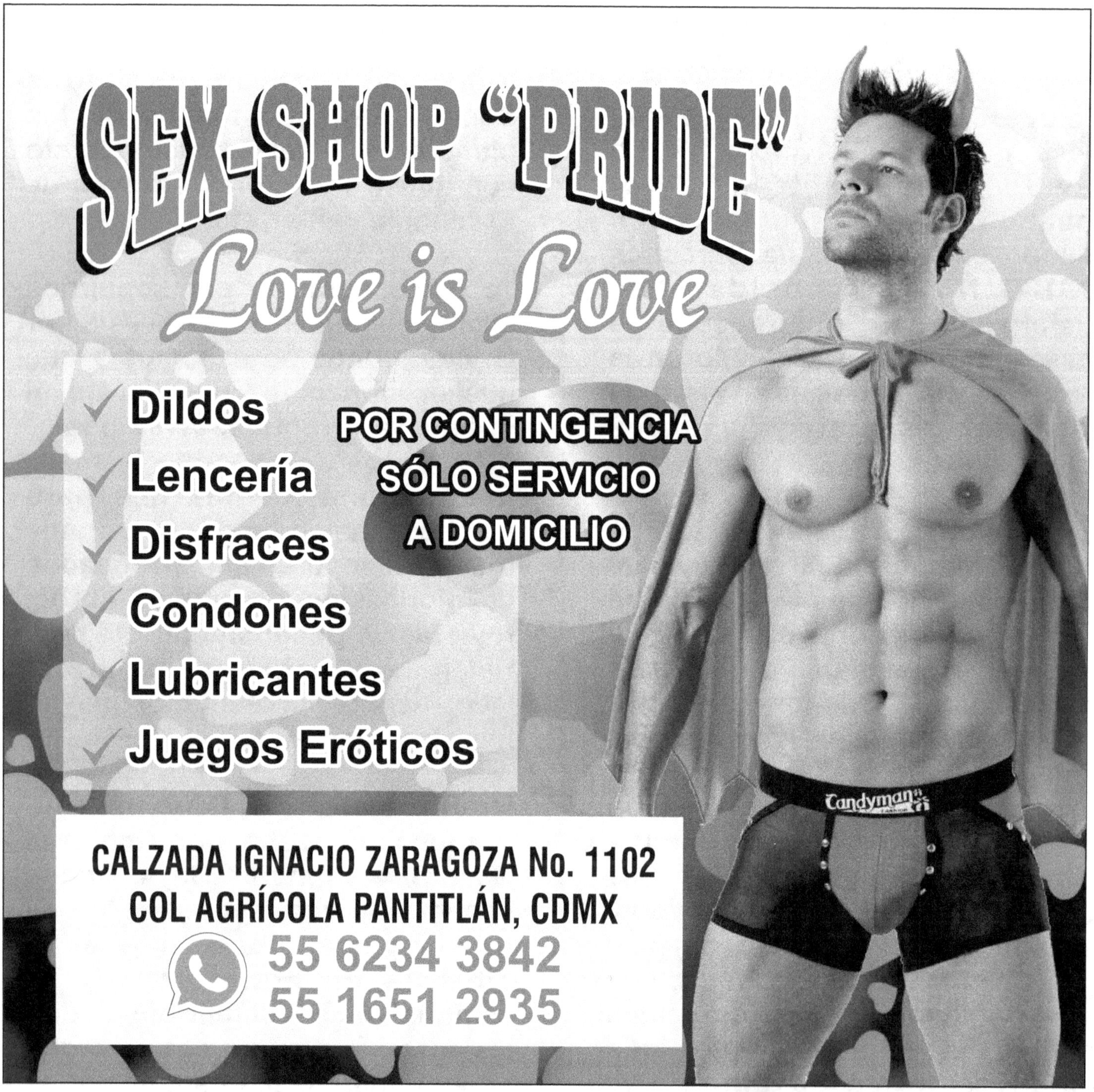

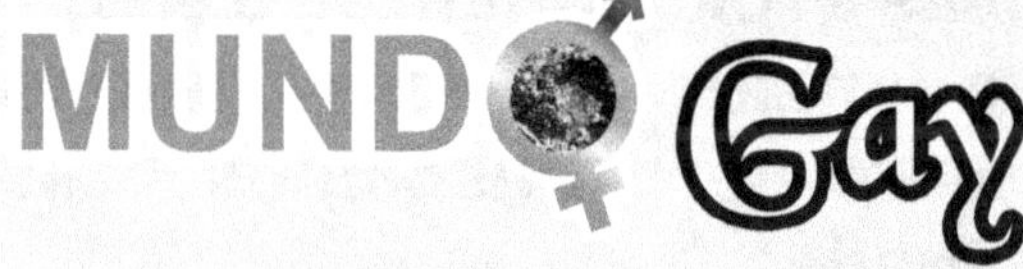

DISEÑO GRÁFICO:
Irak Kyev Galvan Cruz

HORÓSCOPOS:
Genio Jal-Addin

CULTURA:
Roger Rocker

NOTI-GAY:
Javier González

CONTACTO
mundogay.revista@gmail.com

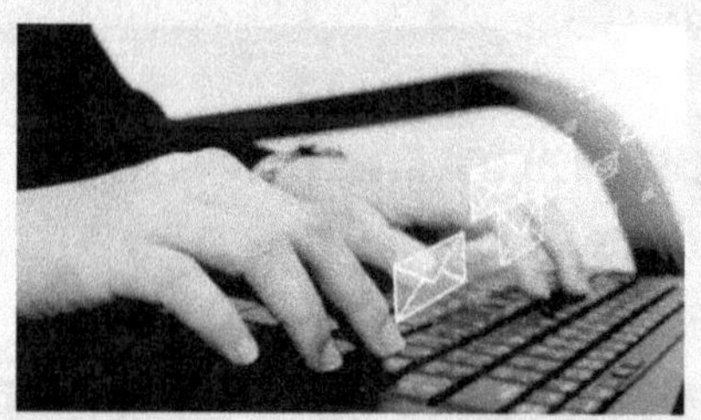

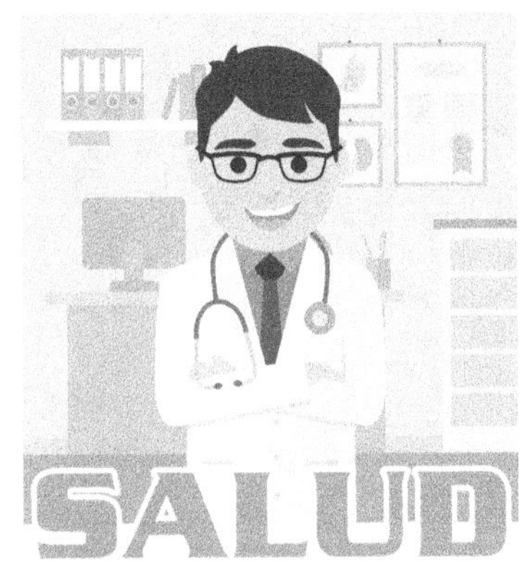

LAS 5 HERIDAS DEL ALMA

Por Miguel Angel Jaramillo

Un fuerte abrazo a todos nuestros lectores. Así como agradezco que nos hayan acompañado durante todo este año, que ha sido difícil para todos en muchos aspectos. En esta ocasión vamos a tocar un tema que igual nos afecta a lo largo de la vida y que muchas veces no somos conscientes de ello.

Siempre he pensado que toda fuente de conocimiento parte de las preguntas, así que aquí va la primera.

Te has puesto a pensar ¿Por qué los seres humanos no nos permitimos ser nosotros mismos?

A continuación, me gustaría mencionar qué todos los seres humanos tenemos Tabúes y creencias qué nos impiden ser nosotros mismos, esto lo vamos aprendiendo desde qué somos niños, pero

Las cinco heridas del alma.

somos completamente inconscientes a ello; por tanto, cuando los seres humanos vamos creciendo, al mismo tiempo manifestamos heridas psicoemocionales como: Rechazo, Abandono, Traición, Injusticia Y Humillación dentro del libro "las 5 heridas qué me impiden ser yo mismo" escrito por Lise Bourbeau se puede mostrar muy claramente como cada una de estas heridas se van gestando incluso en la etapa de la concepción , es importante

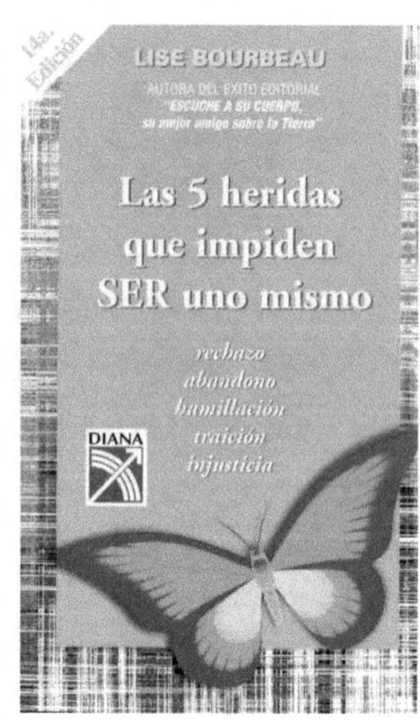

resaltar qué este libro también remarca qué todas las enfermedades físicas son aprendidas y no heredadas como ya mencione en el articulo anterior. Nuestro cuerpo es nuestra mejor herramienta para darnos cuenta, qué tipo de heridas son las que tenemos. En artículo veremos los tipos de cuerpos qué corresponden a cada herida.

¿Cuál es el motivo o la razón por el cual los seres humanos vamos manifestando estas heridas emocionales?

Es importante saber qué los seres humanos somos los únicos

responsables de ir gestando estas heridas en nuestro subconsciente por una razón muy poderosa. Cuando nacemos como ya han mencionado otros grandes escritores como Eckar Tolle "El poder del

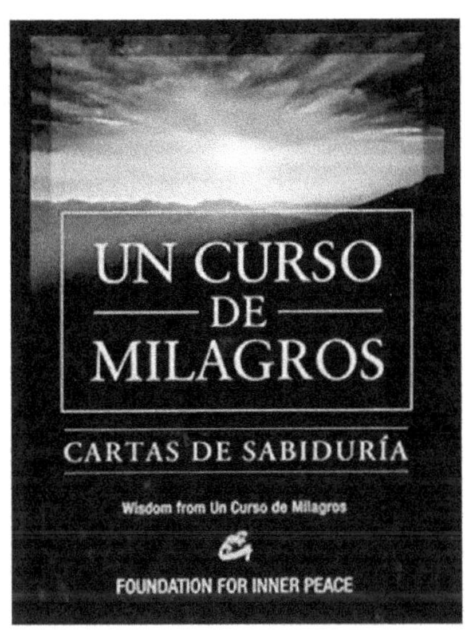

ahora" o como un libro llamado "Un curso de milagros" qué explica a la perfección esto; los seres humanos tenemos una falsa identidad llamada Ego qué esta a su vez sale a la superficie cuando nos sentimos amenazados, quiero hacer este paréntesis ya qué es imperativo saber qué nosotros fabricamos una falsa identidad para así poder sobrevivir en un mundo qué puede ser muy hostil.

¿Esto quiere decir qué los seres humanos vivimos en una mentira?

Efectivamente los seres humanos vivimos en una mentira constante tratando de sobrevivir y embonar con estas heridas emocionales que precisamente son las qué nos impiden ser nosotros mismos, de tal manera vuelvo a mencionar qué es imperativo qué nosotros vayamos conociendo todas y cada una de estas heridas para saber cuáles son las heridas primarias qué se gestaron desde la etapa de la concepción y cómo puedo empezar a trabajar con ellas.

¿Cuáles son la característica de cada una de estas heridas ?

Empezaré con la herida del Rechazo, esta palabra significa resistirse o no querer estar con alguien o en alguna situación específica, es una de las heridas más profundas ya qué justo esta se da cuando nuestros padres nos conciben y como consecuencia es la herida qué más nos hace preguntarnos a nosotros mismos "nuestro derecho de existir".

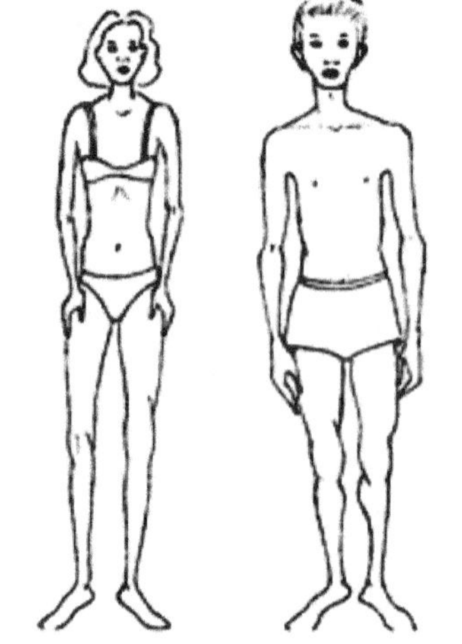

Herida de RECHAZO
(Máscara de huidizo)

Comentaré una experiencia qué viví hace algunos años cuando supe qué mi padres quería tener a una niña en lugar de un niño, obviamente sentí mucho rechazo y abandono por parte de mis padres por no haber cumplido sus expectativas, después me sentí muy traicionado esto a su vez me genero muchísima inseguridad y miedo en mi entorno siendo un niño completamente retraído y por si fuera poco mi hermano me humillaba constantemente por ser homosexual, sintiendo qué la vida fuera aún más hostil, me gustaría mencionar también que al sentirme rechazado por el progenitor del mismo sexo eso hizo que yo lo buscara de forma inconsciente; enamorándome de otros hombres mayores que yo, buscando por medio de ellos al padre celestial.

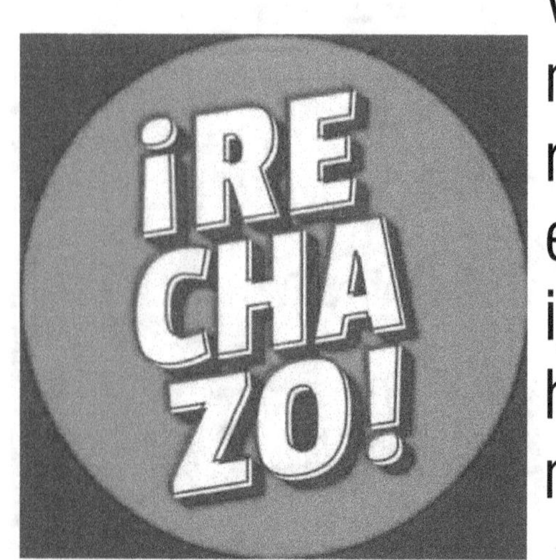

Con esto quiero decir qué no soló una herida se puede manifestar en nosotros, sino qué pueden ser 2 o incluso más heridas. Sin embargo, la primera herida qué sale inicialmente a la superficie es la herida qué más me representa.

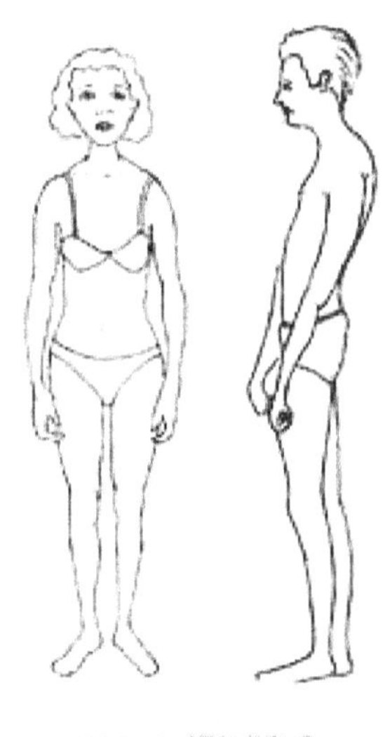

¿Cómo se manifiesta en nosotros la herida de Abandono?

Quiero recalcar qué tanto la herida de rechazo y la herida de abandono pueden confundirse fácilmente, la diferencia es que en la de Abandono me pregunto Si puedo hacer las cosas, mientras que en la de rechazo tiene qué ver más con querer o no hacerlas. Una de las características primarias en esta herida es el Codependiente y el dependiente, la victima siempre buscara a su victimario para qué pueda hacer las cosas por ella.

En mi experiencia con mi madre qué no la pude tener tan cerca

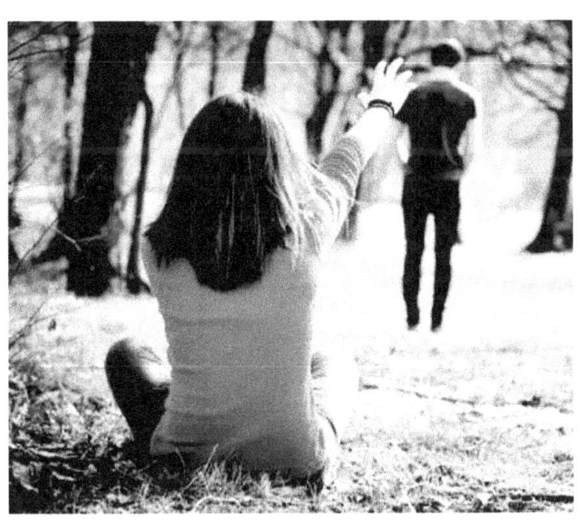

como yo hubiera querido, ya que, por la ausencia del padre, mi madre tenía que salir a trabajar y tuve que estar bajo el cuidado de mi abuela; por esto mismo me sentí abandonado por mi madre y por consecuencia eso genero mucha inseguridad en mí.

¿Cómo se vive la traición en esta experiencia humana?

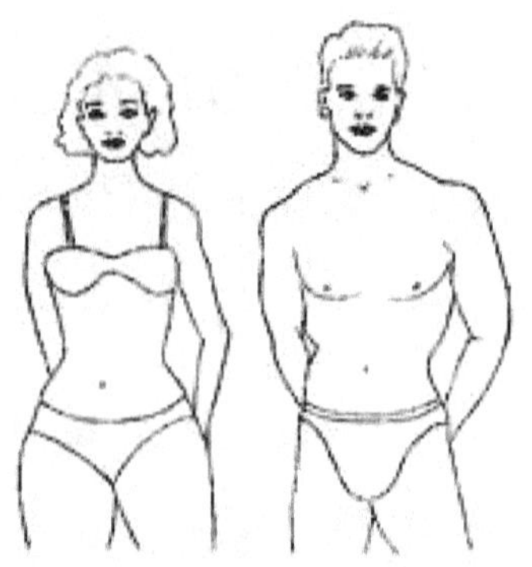

Caption: Herida de TRAICIÓN (Máscara de controlador)

Quiero retomar lo que dice el libro; traicionar a alguien tiene que ver con serle infiel, es una herida qué se desarrolla entre los 2 y 4 años justamente cuando nuestra sexualidad empieza a aparecer, también aparece el complejo de Edipo, según Freud el padre del Psicoanálisis todos los seres humanos nos enamoramos en mayor o en menor grado de

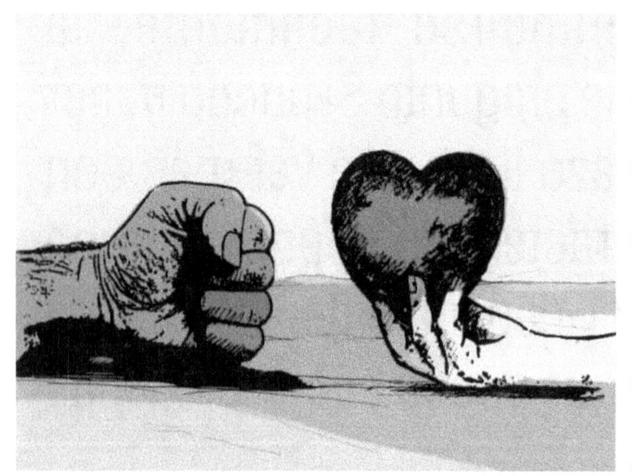

nuestro progenitor del sexo contrario, algo muy importante qué quiero resaltar es qué en esta herida en la medida en qué somos ignorados por nuestros padres, más grande será la herida y vamos a atraer parejas manipulables. En el caso de las personas qué somos homosexuales es exactamente lo mismo soló que en este caso será el progenitor del mismo sexo; a su vez siempre estaremos haciendo comparaciones creando numerosas expectativas en ambos casos.

¿Cómo me sentía cuando mi hermano me humillaba?

Antes que nada, la herida de humillación yo la podría definir en

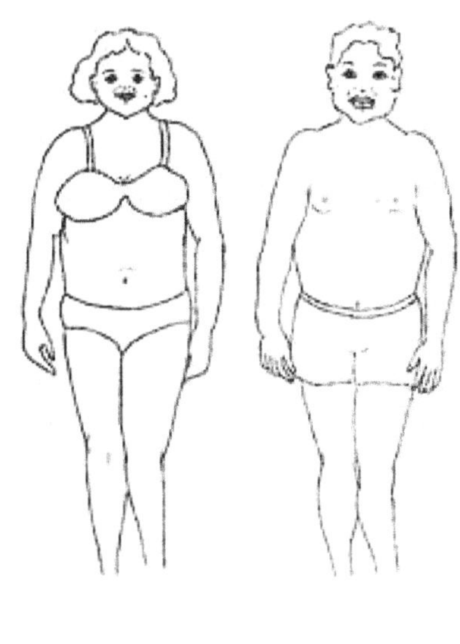

Herida de HUMILLACIÓN
(Máscara de masoquista)

una sola palabra llamada "Vergüenza". Considero que esta es una de las heridas qué más miedo nos da experimentar ya qué desde qué somos niños nuestros padres nos educan para ser unos triunfadores y no perdedores en la vida, como resultado vamos creciendo con la idea qué equivocarse o hacerlo de otra forma es malo ya qué no es bien visto en nuestra familia ni en la sociedad.

Un ejemplo qué yo viví fue:

Desde qué yo era niño comencé a pensar qué yo tenía qué guardar un secreto muy grande; el ser homosexual, ese miedo muy latente qué yo sentía al guardar ese secreto , me hizo ser muy retraído como ya lo he dicho con anterioridad mucha gente empezó a bulearme por no comunicarme con nadie y por no hacer las cosas como ellos querían, entre esas personas estaba mi hermano, pero como vivíamos juntos , el descubrió muy rápidamente mi secreto a tal grado qué me evidenciaba frente a muchos miembros de mi familia y eso me hacía sentir tan avergonzado, qué yo sentía qué el ser homosexual era algo aberrante.

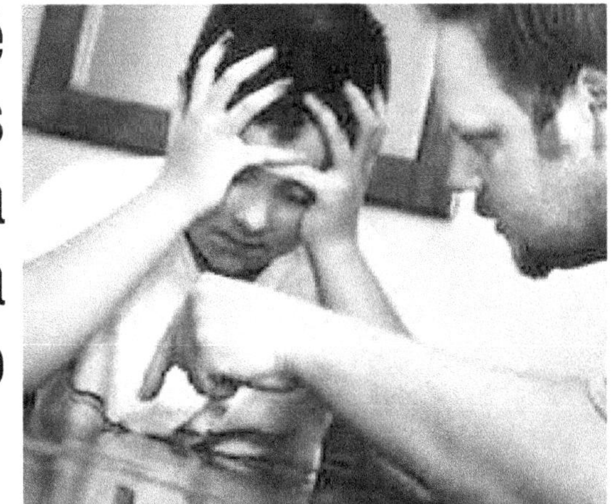

¿Considero qué la gente ha sido injusta contigo?

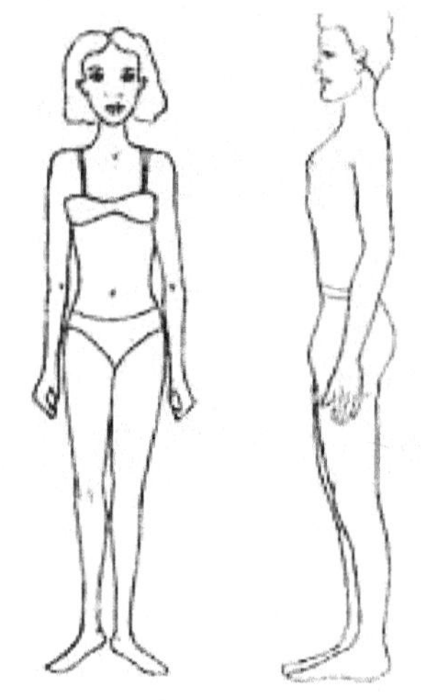

Primeramente, quisiera denotar qué la herida de injusticia, es aquella qué nos hace sentir respetados ante otros seres humanos, otra de las características es la individualidad qué los seres humanos vamos adquiriendo a partir de los 3 años de edad, pero como muchas veces por creencias sin ningún tipo de fundamento qué en muchas de las ocasiones provienen del núcleo familiar, nos vemos en la necesidad de coartar nuestra propia individualidad.

Un ejemplo muy palpable dentro de la misma comunidad LGBTTTIQ, tenemos qué reprimirnos a nosotros mismos de lo que pensamos y sentimos para ser aceptados por la misma comunidad; otro ejemplo muy claro es en algunos empleos, durante algunas entrevistas me ha llegado a pasar qué te coartan para mentir acerca de tus preferencias sexuales, con preguntas como ¿Tienes novia? La misma idiosincrasia en la que vivimos es la que no nos permite liberarnos de nuestras propias mentiras; esto a su vez hace que cometamos muchas injusticias con otros seres humanos.

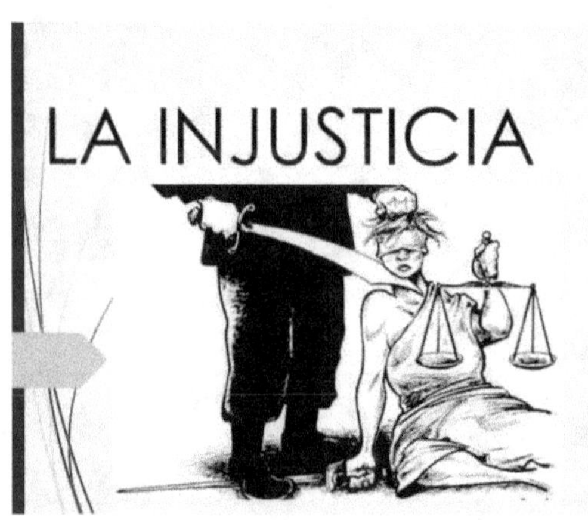

Por ultimo quiero mencionar que estas heridas emocionales en la medida que las vamos experimentando nos van haciendo madurar y simultáneamente somos más compasivos con otros seres humanos. Nuestro legado es saber qué nuestros padres hicieron lo mejor que pudieron al educarnos abriéndonos camino, para qué quien decida tener hijos lo pueda hacer mejor con sus ellos.

Es importante recordar que nosotros hemos elegido las heridas emocionales exactas (Rechazo, Abandono, Traición, humillación e Injusticia); con esto quiero decir qué si logramos trascender por medio de otros seres humanos estas heridas, llegaremos a un grado de evolución tal, qué podremos responsabilizarnos de nosotros mismos verdaderamente, dando como resultado una libertad absoluta.

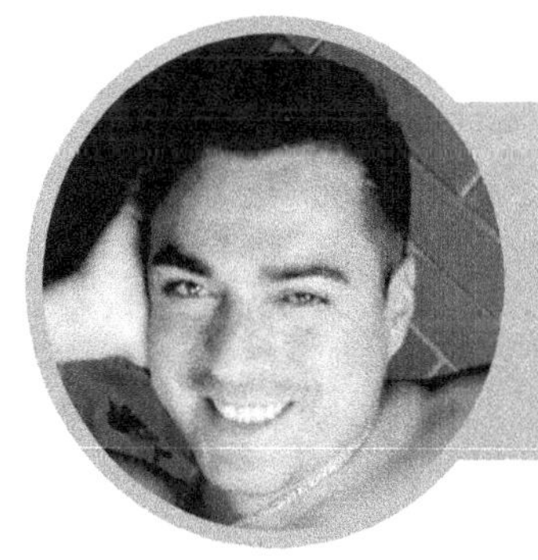

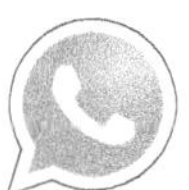 55 1340 7213

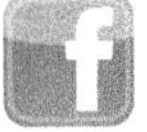 maj1481@hotmail.com

 Mikelejar

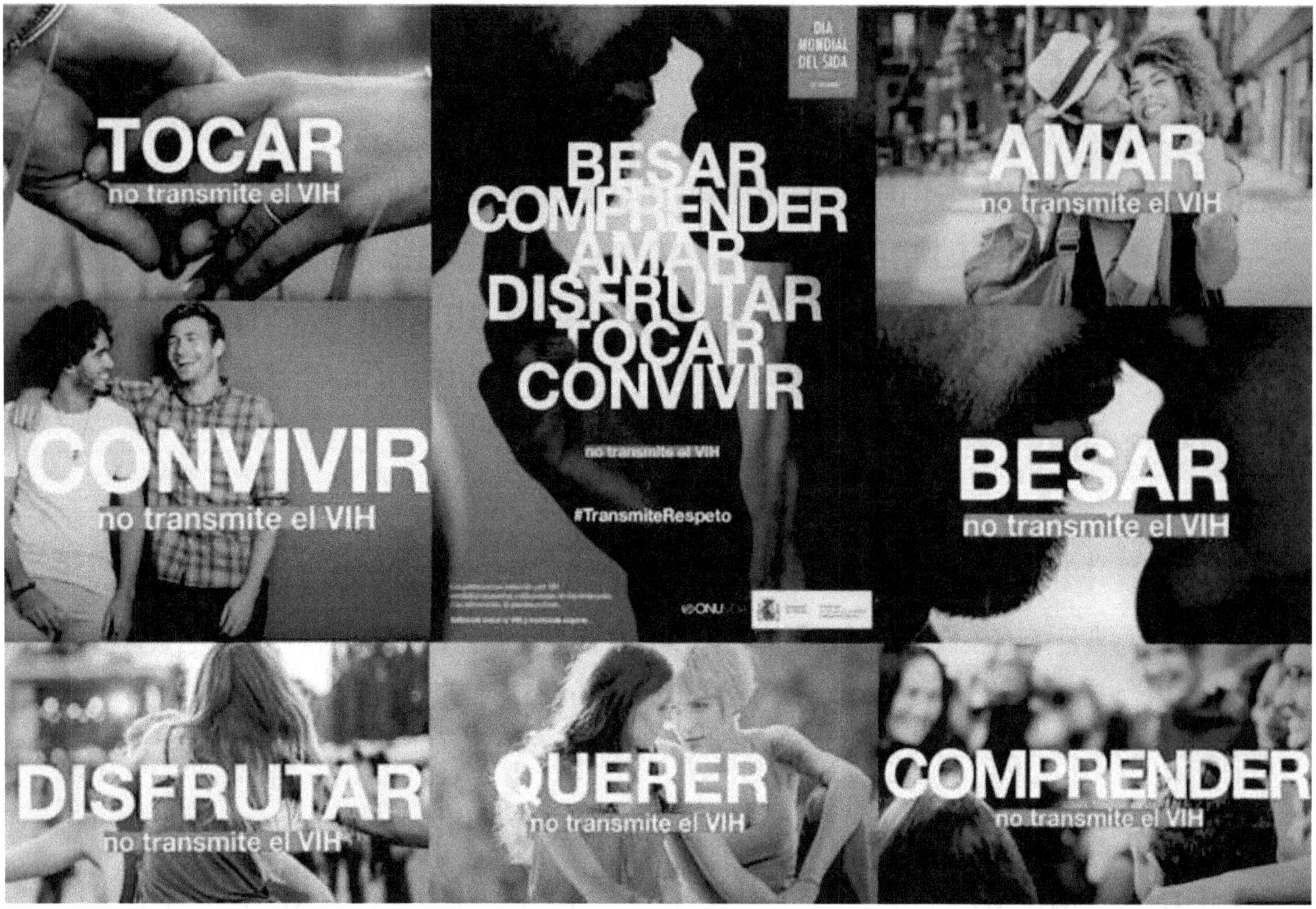

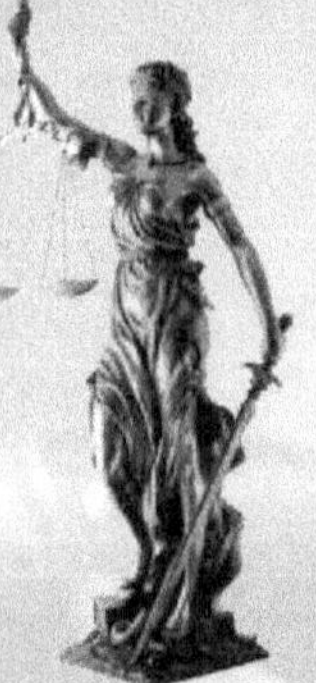

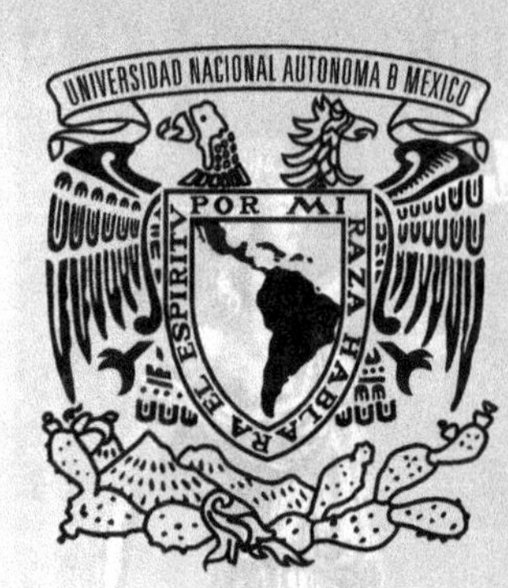

ASESORÍA JURIDICA

- ✓ **CIVIL**
- ✓ **FAMILIAR**
- ✓ **PENAL**

Lic. Víctor Manuel García Tapia

Informes:  55 8183 4361

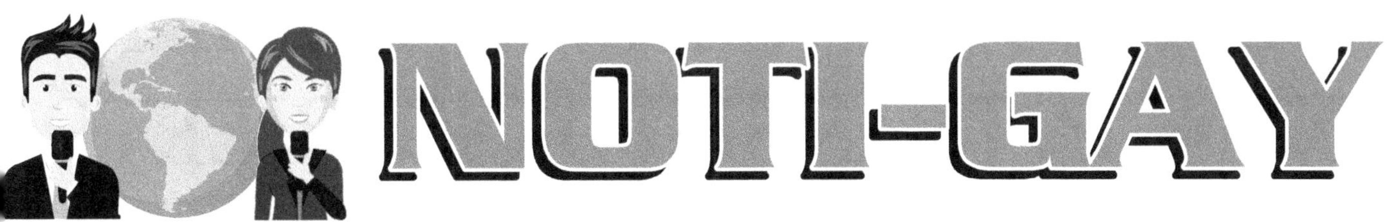

CONGRESO DE TLAXCALA APRUEBA EL MATRIMONIO IGUALITARIO

El congreso de Tlaxcala aprobó una iniciativa que prevé el matrimonio igualitario entre personas.

Con 16 votos a favor y 3 en contra, el Congreso de Tlaxcala aprobó un dictamen que permite el matrimonio igualitario en la entidad.

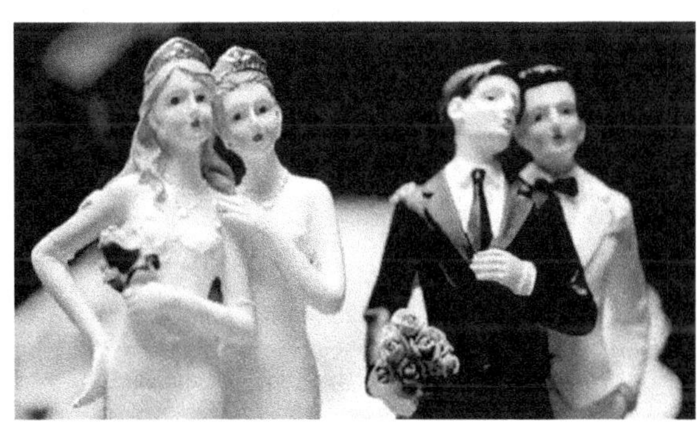

Ante la aprobación en lo general y particular de la reforma, se modifica el código civil local en la material.

Entre los argumentos de los diputados para avalar esta propuesta fue garantizar al derecho a todas las personas, así como erradicar la discriminación.

La propuesta legislativa, promovida por el diputado Miguel Ángel Covarrubias Cervantes, fue aprobada y celebrada en presencia de integrantes de la comunidad LGBT.

POLÍTICO HÚNGARO ANTI LGBT RENUNCIA TRAS SER DESCUBIERTO EN ORGÍA CON 25 HOMBRES

Jozsef Szajer forma parte del partido conservador de Hungría, el cual reformó la constitución para prohibir el matrimonio gay en dicha nación.

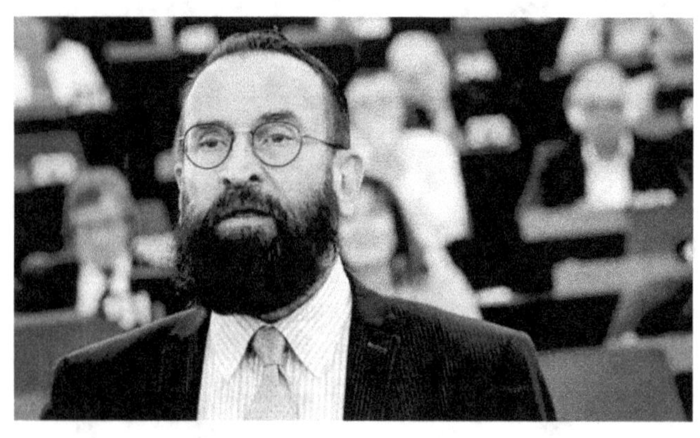

Un diputado de Hungría que rechaza los derechos de la comunidad LGBT fue captado en una orgia con varios hombres, la cual fue detenida por las autoridades locales luego de reclamos de vecinos de la comunidad.

Jozsef Szajer, integrante del partido conservador Fidez, del cual forma parte del primer ministro de dicha nación, Vikrtor Orban, fue captado el viernes de la semana pasada, después de que la policía detuvo una orgía en un bar donde participaban otros 25 hombres, Los oficiales además hallaron drogas y alcohol.

Las autoridades detuvieron la fiesta debido a que no se estaban respetando las medidás para evitar congregaciones de

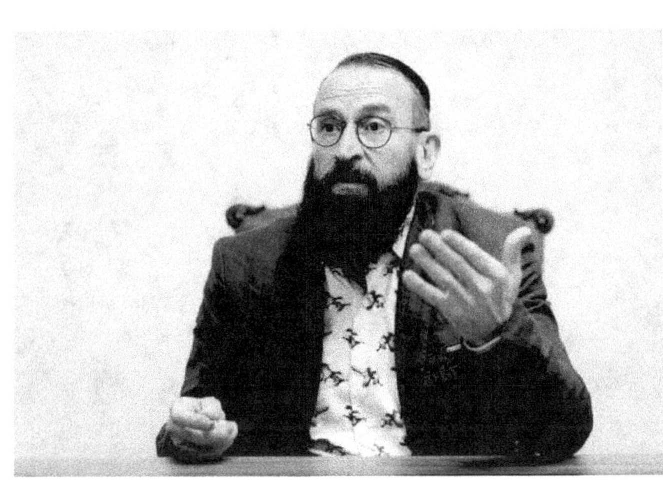

personas, impuestas para evitar contagios de coronavirus. Medios locales reportaron que el diputado intentó escapar por una cañería del desagüe. En su intento de fuga, Szajer se lastimó las manos.

Posteriormente, el legislador, quien forma parte del Parlamento Europeo, alegó que tenía inmunidad parlamentaria. La policía reportó que el político cargaba con una pastilla de éxtasis, pero rechazó que la droga fuera de su propiedad.

Cabe recordar que Josef Szajer, de 59 años de edad, es del grupo de fundadores del partido Fidez el cual, tras llegar al poder en Hungría en 2010, un año después reformó la constitución de dicha nación para vetar el matrimonio homosexual.

La modificación a la carta magna de la nación de Europa señala que el matrimonio sólo puede ser la "unión entre un hombre y una mujer". Además, ese partido político ha prohibido también la adopción de niños por parte de parejas homoparentales, así como el veto al reconocimiento legal para las personas que han cambiado de sexo.

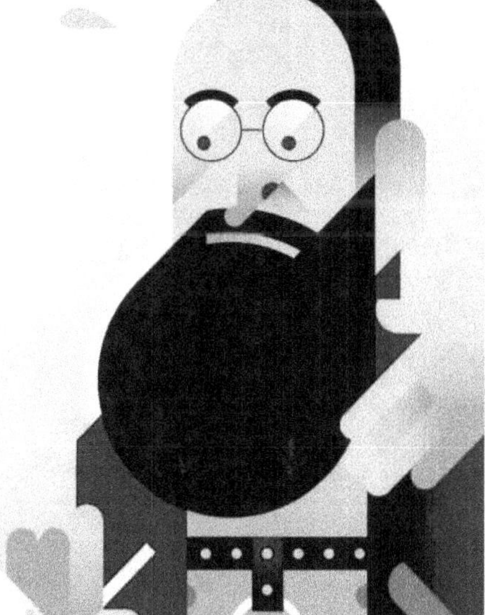

Ante el escándalo, Szajer escribió una carta donde mencionó que dio un "paso en falso" después de tener 30 años de "devoción y trabajo duro" en la política de su país.

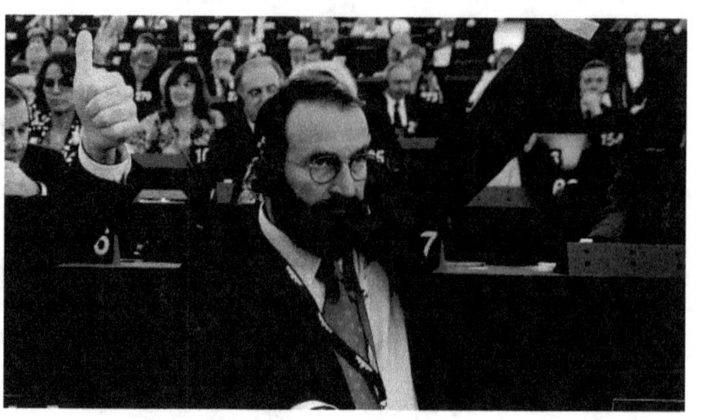

El legislador enfrenta un cargo por consumo de drogas. Además, renunció a su escaño del Parlamento Europeo y por ello perdió su inmunidad legislativa.

Esto nos hace pensar que los escándalos sexuales y la hipocrecía en la política siguen a la orden del día. Esto parece ser un escándalo del que muchos medios se aprovecharon. Esperemos que esta situación genere cambios positivos en la Comunidad LGBTTTIQ+ de Hungría.

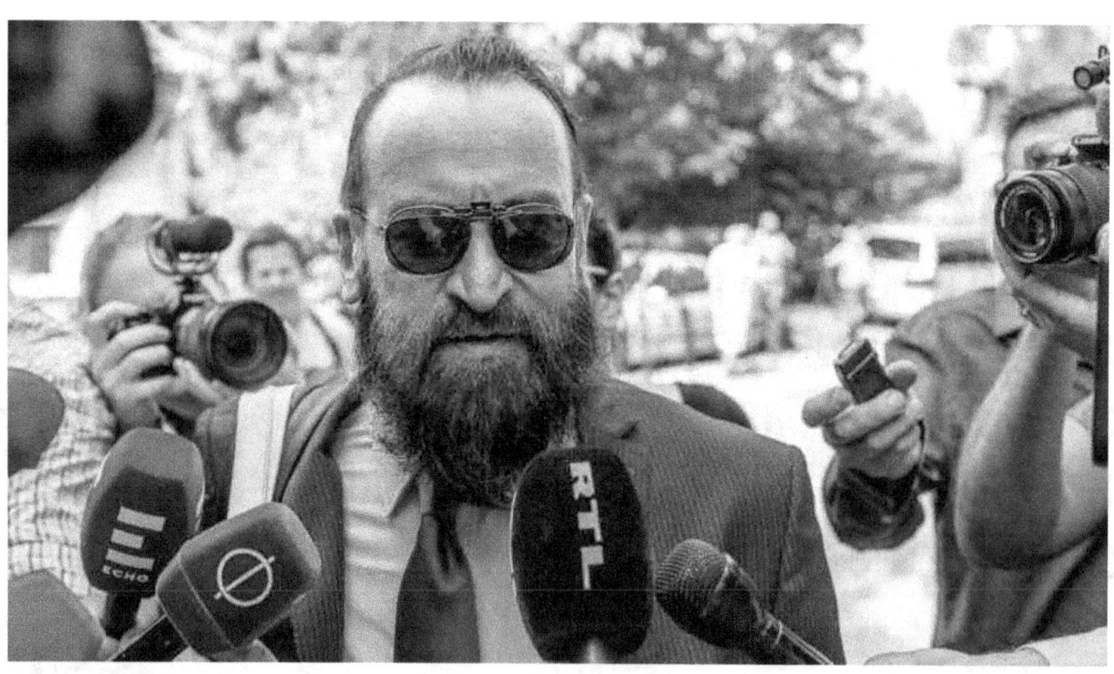

ILGA actualiza su informe sobre la homofobia de Estado: en 2020, la discriminación se ha agudizado debido a la pandemia mundial

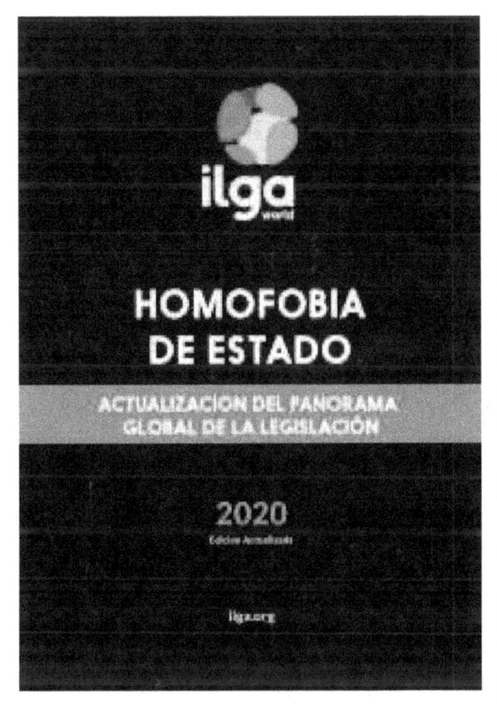

En este 2020, ILGA ha publicado la actualización del informe sobre la homofobia de Estado, con el objetivo de poner al día las principales novedades legislativas sobre la orientación sexual e identidad de género que se han producido desde noviembre de 2019. Además del detalle pormenorizado de las distintas legislaciones, ILGA también denuncia que este año 2020 se ha agudizado la discriminación de las personas LGTB debido a la pandemia mundial del COVID-19, ya que «algunos gobiernos se aprovecharon de estas circunstancias y redoblaron sus esfuerzos para oprimirnos, perseguirnos, convertirnos en chivos expiatorios y discriminarnos violentamente. En muchos lugares donde las leyes ya eran una causa de desigualdad, las cosas solo han empeorado», según palabras de Julia Ehrt, directora de Programas de ILGA Mundo. Como datos positivos en un año tan problemático, ILGA destaca la derogación de la pena de muerte para las relaciones homosexuales en Sudán; la derogación de la penalización de la homosexualidad en Gabón (que había sido aprobada en 2019) y Botsuana (en 2019, después de la publicación del informe de ese año); el proyecto de ley de despenalización de las relaciones homosexuales en Bután; la entrada en vigor del matrimonio igualitario en Costa Rica; la aprobación de leyes de uniones civiles para parejas del mismo sexo en Mónaco y Montenegro; y la prohibición de las mal llamadas «terapias reparadoras» en Alemania y en algunas jurisdicciones de Canadá, Estados Unidos y México.

El informe también contiene, como de costumbre, un mapa explicativo de la situación legal de las relaciones entre personas del mismo sexo en el mundo. En él se señalan los países cuyas legislaciones amparan los derechos LGTB y aquellos que criminalizan las relaciones sexuales consentidas entre adultos del mismo sexo. Este es el mapa descriptivo (podéis pinchar en él para verlo a mayor tamaño)

DERECHOS Y PROTECCIÓN CONTRA LA DISCRIMINACIÓN

Leyes contra la discriminación con base en la orientación sexual

Tan solo en 11 países pertenecientes a la Naciones Unidas se protege constitucionalmente de manera específica contra la discriminación por razón de la orientación sexual:

Bolivia, Cuba (desde 2019), Ecuador, Fiyi, México, Nepal, Malta, Portugal, San Marino (desde 2019), Sudáfrica y Suecia. Además, la protección constitucional contra la discriminación también está establecida en Kosovo.

Sin embargo, a pesar de esa protección constitucional, en Bolivia, Cuba, Ecuador, Fiyi, Nepal y Kosovo se discrimina a las parejas del mismo sexo al negarles la posibilidad de contraer matrimonio, tal como se permite a las parejas de distinto sexo.

A estos 11 países se añaden otros 47 en los que existe una legislación específica que proporciona una «protección amplia» contra la discriminación con base en la orientación sexual:

Albania, Alemania, Andorra, Angola, Australia, Austria, Bélgica, Bosnia y Herzegovina, Brasil, Bulgaria, Canadá, Chile, Chipre, Colombia, Corea del Sur, Croacia, Eslovaquia, Eslovenia, España, Estonia, Finlandia, Francia, Georgia, Holanda, Honduras, Hungría, Irlanda, Islandia, Isla Marshall, Israel, Liechtenstein, Lituania, Luxemburgo, Macedonia del Norte, Mauricio, Micronesia, Mongolia, Montenegro, Noruega, Nueva Zelanda, Perú, Reino Unido, República Checa, Rumanía, Serbia, Surinam y Uruguay. A esta lista hay que añadir a Taiwán, país que no es miembro de Naciones Unidas.

Como en el caso anterior, la protección legal contra la discriminación no implica la plena igualdad de derechos. No solo en la mayoría de estos países también se discrimina a las parejas del mismo sexo, sino que en alguno, como en Mauricio, se compagina esa protección con la penalización de las relaciones homosexuales masculinas, que están castigadas con penas de hasta 5 años de cárcel.

Según los datos recopilados por ILGA, en 81 de los países pertenecientes a Naciones Unidas existen leyes que protegen contra la discriminación en el lugar de trabajo por motivos de orientación sexual, aunque en algunos de ellos las relaciones entre personas del mismo sexo estén castigadas penalmente (es el caso de Botsuana, Kiribati, Mauricio, Samoa, Santa Lucía y la región autónoma de las Islas Cook). En 48 se imponen sanciones penales reforzadas por delitos motivados por el odio hacia la orientación sexual de la víctima. En 45 países existen leyes que castigan los actos de incitación al odio, la discriminación o la violencia por motivos de orientación sexual. En 4 países miembros de la ONU están prohibidas legalmente las mal llamadas «terapias de conversión»: Brasil, Ecuador, Alemania y Malta. Existe una prohibición semejante en circunscripciones de Australia, Canadá, México, España y Estados Unidos.

En otros países no existe ningún tipo de legislación contra la discriminación, pero tampoco se criminalizan las relaciones entre personas del mismo sexo. Entre ellos están gigantes demográficos como China, India, Indonesia y Rusia.
esta lista hay que añadir a Taiwán, país que no es miembro de Naciones Unidas.

Como en el caso anterior, la protección legal contra la discriminación no implica la plena igualdad de derechos. No solo en la mayoría de estos países también se discrimina a las parejas del mismo sexo, sino que en alguno, como en Mauricio, se compagina esa protección con la penalización de las relaciones homosexuales masculinas, que están castigadas con penas de hasta 5 años de cárcel.

Según los datos recopilados por ILGA, en 81 de los países pertenecientes a Naciones Unidas existen leyes que protegen contra la discriminación en el lugar de trabajo por motivos de orientación sexual, aunque en algunos de ellos las relaciones entre personas del mismo sexo estén castigadas penalmente (es el caso de Botsuana, Kiribati, Mauricio, Samoa, Santa Lucía y la región autónoma de las Islas Cook). En 48 se imponen

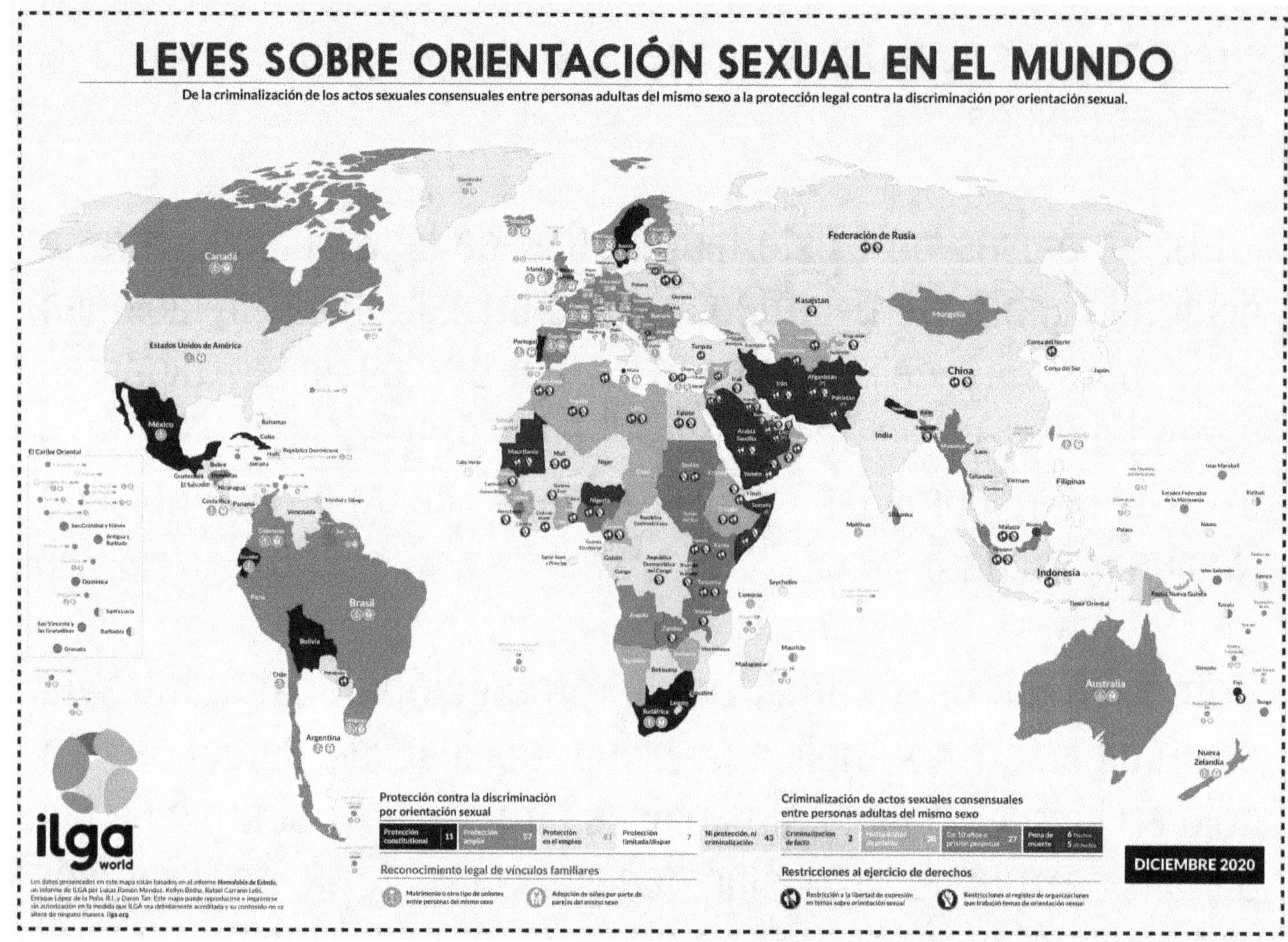

sanciones penales reforzadas por delitos motivados por el odio hacia la orientación sexual de la víctima. En 45 países existen leyes que castigan los actos de incitación al odio, la discriminación o la violencia por motivos de orientación sexual. En 4 países miembros de la ONU están prohibidas legalmente las mal llamadas «terapias de conversión»: Brasil, Ecuador, Alemania y Malta. Existe una prohibición semejante en circunscripciones de Australia, Canadá, México, España y Estados Unidos.

En otros países no existe ningún tipo de legislación contra la discriminación, pero tampoco se criminalizan las relaciones entre personas del mismo sexo. Entre ellos están gigantes demográficos como China, India, Indonesia y Rusia.

Los derechos de las parejas del mismo sexo: matrimonio y adopción

En cuanto a los derechos de las parejas del mismo sexo, en 28 de los países pertenecientes a las Naciones Unidas existe la igualdad de acceso a la institución del matrimonio:

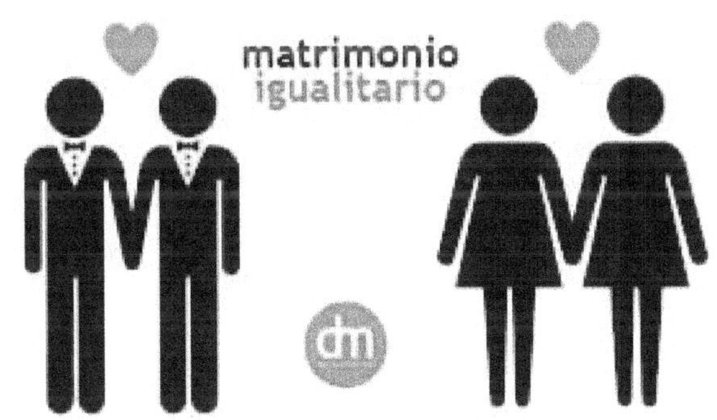

Alemania, Argentina, Australia, Austria, Bélgica, Brasil, Canadá, Colombia, Costa Rica, Dinamarca, Ecuador, España, Estados Unidos, Finlandia, Francia, Holanda, Irlanda, Islandia, Luxemburgo, Malta, México (en vigor en algunos estados, aunque desde 2010 deben ser reconocidos a nivel nacional), Noruega, Nueva Zelanda, Portugal, Reino Unido. Sudáfrica, Suecia y Uruguay.

Además, el matrimonio entre personas del mismo sexo está permitido en Taiwán, país no perteneciente a Naciones Unidas.

En otros 16 estados se han establecido distintos tipos legales de unión que reconocen algún tipo de derechos a las parejas del mismo sexo:

Andorra, Chile, Chipre, Croacia, Eslovenia, Estonia, Grecia, Hungría, Israel, Italia, Liechtenstein, Mónaco, Montenegro, República Checa, San Marino y Suiza.

En 28 países miembros de Naciones Unidas se permite la adopción en las mismas condiciones que a las parejas de distinto sexo:

Alemania, Andorra, Argentina, Australia, Austria, Bélgica, Brasil, Canadá, Colombia, Costa Rica, Dinamarca, España, Estados Unidos, Finlandia, Francia, Irlanda, Islandia, Israel, Luxemburgo, Malta, Nueva Zelanda, Países Bajos, Noruega, Portugal, Reino Unido, Sudáfrica, Suecia y Uruguay

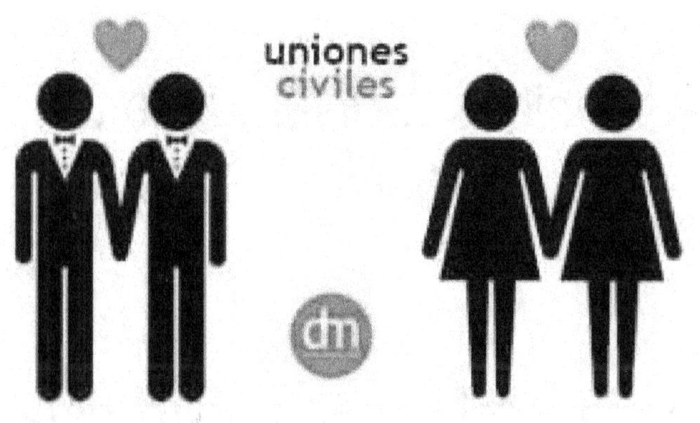

En 4 países más, solo se permite la adopción de los hijos de la pareja: Eslovenia, Estonia, San Marino y Suiza. Lo mismo ocurre en Taiwán, país no miembro de Naciones Unidas.

LA HOMOFOBIA DE ESTADO

Criminalización de las relaciones homosexuales

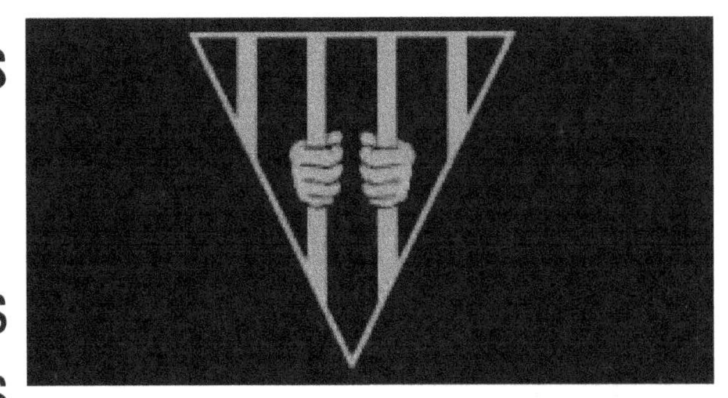

La penalización de las relaciones sexuales consentidas entre adultos del mismo sexo implica casi siempre a todo el colectivo LGTB. No solamente afecta a gais, lesbianas y bisexuales, sino que también criminaliza a las personas trans, pues en la mayoría de estos países no se reconoce su identidad de género y son considerados legalmente por el sexo asignado al nacer. De esta manera, una mujer trans heterosexual puede ser castigada por mantener relaciones con un varón cis, de la misma manera que un hombre trans heterosexual puede ser denunciado por entablar relaciones sexuales con una mujer cis.

En 69 países miembros de la ONU están penalizadas por la ley las relaciones consentidas entre adultos del mismo sexo:

Afganistán, Antigua y Barbuda, Arabia Saudita, Argelia, Bangladés, Barbados, Brunei, Burundi, Bután, Camerún, Catar, Chad, Comoras, Dominica, Egipto, Emiratos Árabes Unidos, Eritrea, Esuatini (antigua Suazilandia), Etiopía, Gambia, Ghana, Granada, Guinea, Guyana, Irak, Irán, Islas Salomón, Jamaica, Kenia, Kiribati, Kuwait, Líbano, Liberia, Libia, Malasia, Malawi, Maldivas, Marruecos, Mauricio, Mauritania, Myanmar, Namibia, Nigeria, Omán, Pakistán, Papúa Nueva Guinea, Samoa, San

Cristóbal y Nieves, San Vicente y las Granadinas, Santa Lucía, Senegal, Sierra Leona, Singapur, Siria, Somalia, Sri Lanka, Sudán, Sudán del Sur, Tanzania, Togo, Tonga, Túnez, Turkmenistán, Tuvalu, Uganda, Uzbekistán, Yemen, Zambia y Zimbabue.

En las legislaciones de Egipto e Irak no aparecen específicamente penalizadas las relaciones homosexuales, pero lo están de facto, al imputarse delitos contra la decencia o el escándalo público. En Irak, además, tribunales populares castigan este tipo de relaciones al aplicar la sharía o ley islámica.

A esta lista hay que añadir otros 3 territorios:

Indonesia, donde la penalización de las relaciones sexuales rige en las regiones de Aceh y Sumatra Meridional; las Islas Cook, una región autónoma de Nueva Zelanda; y la franja de Gaza gobernada por la autoridad palestina, donde están vigentes las leyes heredadas del pasado colonial británico y existe la amenaza de adaptación de las leyes a la sharía.

Según el informe de ILGA, en Corea del Sur no se castigan las relaciones homosexuales en su Código Penal, pero su Ley Penal Militar sí que las tipifica como «actos indecentes», estableciendo penas de prisión con trabajos forzados de hasta dos años.

El 10 de diciembre de 2020, el Parlamento de Bután aprobó un proyecto de ley para derogar las secciones del Código Penal que castigan las relaciones homosexuales, que deberá ser aprobada por el rey de Bután antes de convertirse en ley, previsiblemente en 2021.

En todos estos 72 países y territorios están castigadas las relaciones homosexuales entre varones, en 44 de ellos también están castigadas las relaciones lésbicas.

Cadena perpetua en 5 países y pena de muerte en otros 11

De entre esta lamentablemente larga lista de países, el extremo de la intolerancia y el fanatismo lo ocupan aquellos que penan las relaciones homosexuales con las sanciones de mayor gravedad.

En 6 países se castigan con la cadena perpetua:

Barbados, Guyana, Sudán, Tanzania, Uganda y Zambia.

La pena de muerte está establecida para las relaciones homosexuales en 11 países miembros de Naciones Unidas. En

6 de ellos, se tienen la certeza jurídica de que este es el castigo para los actos consensuados entre adultos del mismo sexo:

Arabia Saudí, Brunei, Irán, Mauritania, Nigeria (en los doce estados del norte donde se aplica la sharía) y Yemen.

En otros 5 países no existe una certeza jurídica absoluta, aunque se constata la posibilidad de su aplicación:

Afganistán, Catar, Emiratos Árabes Unidos, Paquistán y Somalia.

Restricciones a la libertad de expresión y la actuación de ONG

Aparte de la criminalización de las relaciones homosexuales, en 42 Estados miembros de Naciones Unidas se han creado leyes y reglamentos que restringen la libertad de expresión en cuestiones de orientación sexual e identidad de género:

Afganistán, Arabia Saudita, Argelia, Bielorrusia, Burundi, Camerún, Catar, China, Corea del Norte, Costa de Marfil, Egipto, Emiratos Árabes Unidos, Etiopía, Indonesia, Irán, Jordania, Kenia, Kuwait, Líbano, Libia, Lituania, Malasia, Marruecos, Mauritania, Nigeria, Omán, Paquistán, Paraguay, República Democrática del Congo, Rusia, Singapur, Siria, Somalia, Sudán,

Tanzania, Togo, Túnez, Turquía, Uganda, Yemen, Yibuti y Zambia.

En Europa, además de las legislaciones de Rusia, Lituania y Bielorrusia, se han producido preocupantes intentos legislativos o reglamentarios en varios países. En Polonia se aprobaron resoluciones que declaraban algunos municipios como «zonas libres de LGTB» y el presidente ha prometido «defender a los niños de la ideología LGTB». En Rumanía, el Senado aprobó un proyecto de ley para prohibir la difusión de «la teoría o la opinión de que el género es un concepto diferente del sexo biológico», si bien el presidente lo ha remitido al Tribunal Constitucional.

En los Estados Unidos, varios estados han promulgado leyes locales que prohíben a los educadores hablar de la intimidad de personas del mismo sexo de manera positiva.

En 52 países se ha constatado que se plantean barreras para la formación, el establecimiento o el registro de ONG relacionadas con la orientación sexual.

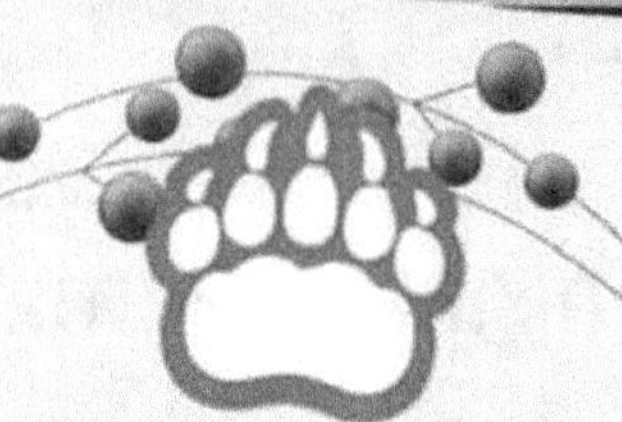

Bazar Navideño
SOLIDARIO
BEARMEX

SÁBADO 19/DICIEMBRE
11AM / 5PM
LONDRES 182, ZONA ROSA. CDMX

NUEVOS ARTÍCULOS Y
DESCUENTOS EN EXISTENCIAS
UNDERWEAR | PLAYERAS | ARNESES
GORRAS Y TAPABOCAS

BEMX
CLOTHING COLLECTION

BEARMEX

* Entrada controlada máximo 8 personas a la vez   *Entrada con cubrebocas y sana distancia
*Cumplimos con las indicaciones sanitarias

VISA   MasterCard

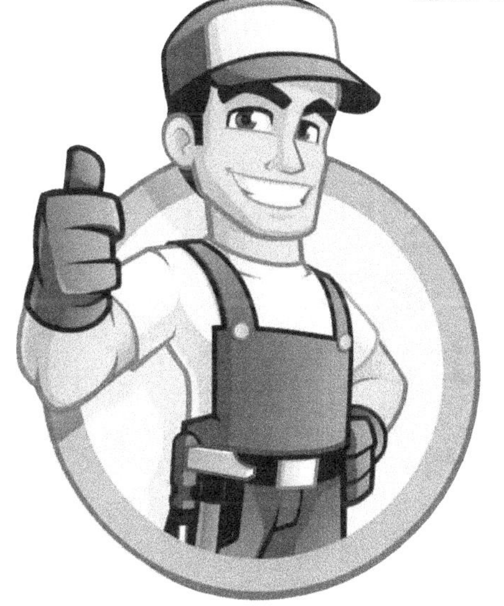

INSTALACIONES ELECTRICAS OSORNIO'S

✓ **HABITACIONES**
✓ **COMERCIALES**
✓ **INDUSTRIALES**

Sr. Alberto Osornio

INFORMES Y COTIZACIONES:

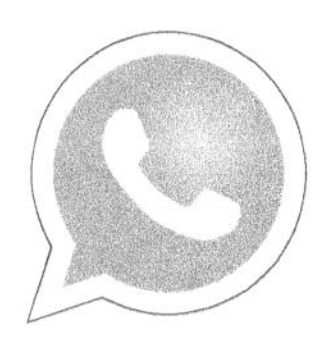

56 1455 8898
55 7223 3498

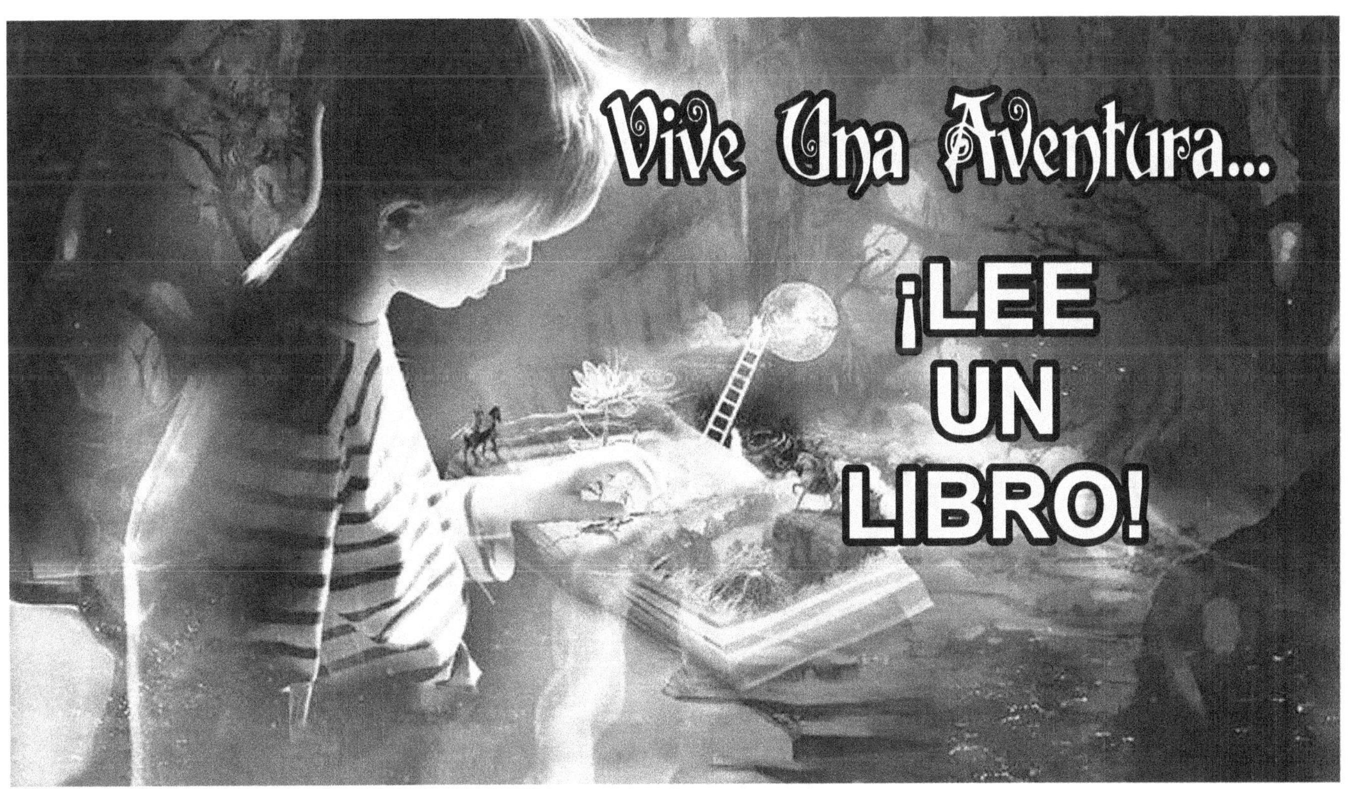

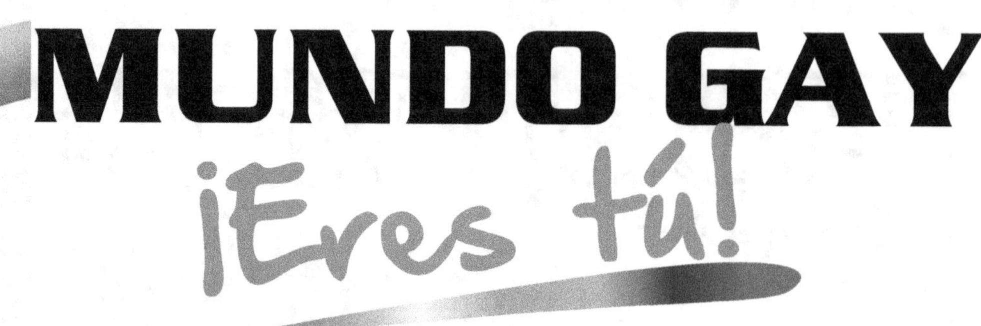

¡Hola holaaaaaa!

¿Cómo están mis amig@s de todo el mundo? Les mando un saludo a todas, todos, todes, desde México para todos hasta donde estén. No saben cómo nos gusta cuando nos escriben y nos aportan porque como siempre lo decimos y lo recalcamos todavía más en esta sección. ¡Nuestra revista la haces tú!

Así que una vez más publicamos sus aportaciones. ¿Y tú qué esperas? ¿Tienes algo que decirle al mundo? ¿Algo qué compartir? Manda también tu aportación mundogay.revista@gmail.com y será publicada en esta sección. **¡APROVECHEN QUE ES GRATIS!**

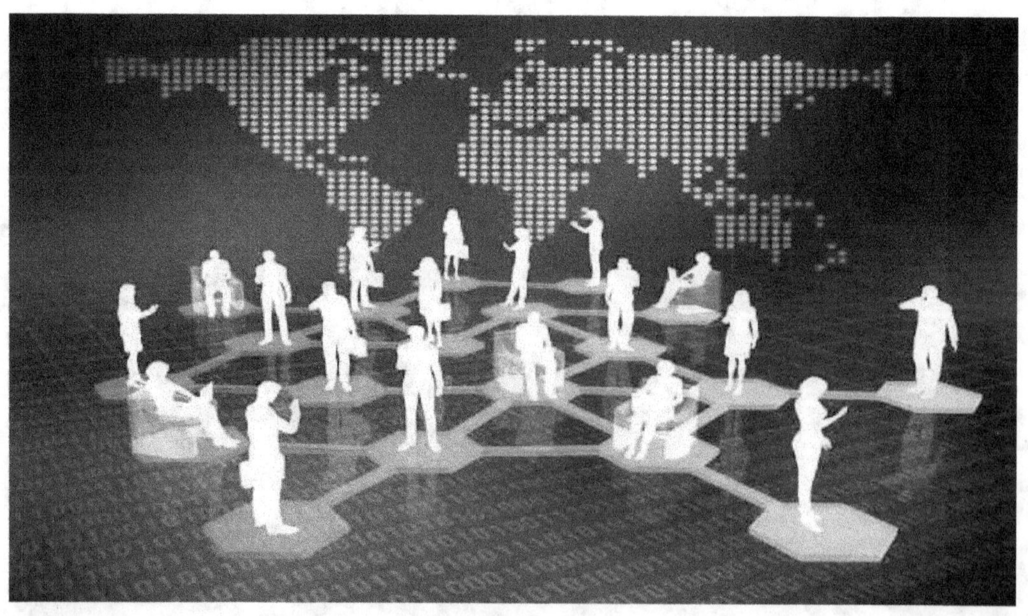

¡QUE ALGUIEN ME EXPLIQUE POR FAVOOOOOOOR!

¿Qué quieren los Hombres Gays en estos días? De veras que yo ya no los entiendo.

Si los tratas bien, te dejan porque les das hueva.

Si te das a respetar y no les das sexo rápido. Te dejan porque no aflojas

Si los tratas mal, te dejan porque los maltratas

Si aflojas rápido, te dejan después de coger porque fuiste muy fácil y ya no hay reto

Si cometiste un error y no fuiste a su fiesta porque estabas cansado te dejan porque "no cumpliste"

Pero si te hacen lo mismo... Te dejan porque "no aguantas nada"

Si trabajas poco, y no tienes mucho dinero. Te dejan porque no tienes ambiciones ni ven futuro contigo.

Si trabajas mucho, te dejan porque Eres un Obsesionado al Trabajo y no les dedicas tiempo.

¿ENTONCES?

¿Qué opinan al Respecto?

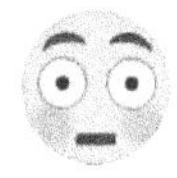

MI RELACIÓN... ¿ES TÓXICA?

Holaaaaaaa. ¡Saludos a todos, todas, todes! ¿Pero cómo están? Ya estamos terminando un año más. Como es costumbre este mes de Diciembre acostumbramos hacer los recuentos de lo que hemos aprendido, ganado, perdido, así como hacer una limpieza para iniciar el año de la mejor manera para seguir para adelante.

Esta vez, pues seguiremos tocando los temas que nos afectan en nuestra vida diaria, haciendo un énfasis en la pareja. De por sí, sabemos que en estos tiempos y todavía encima con la pandemia del Covid-19 tener pareja está más difícil todavía que antes. ¿Pero qué pasa cuando se empieza a perder la felicidad? ¿Qué pasa cuando estar con tu novio y/o esposo en vez de producirte alegría, seguridad y bienestar te provoca todo lo contrario?

Y también hay que decirlo, antes se hablaba del término de "Parejas Disfuncionales", pero desde que Salió el Libro de Bernardo Stamateas "Gente Tóxica". Que ayudó mucho a definir el concepto de la gente que consciente o inconscientemente nos hace daño o nos afecta negativaménte en mayor o

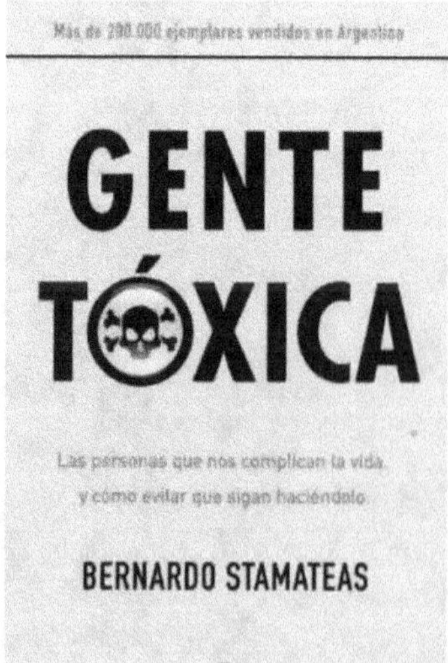

menor medida en nuestras vidas. Lo que se me hace chistoso es que desde que salió este libro el término se hizo popular y la gente ya lo ocupa para todo: el novio tóxico, la mamá tóxica, el papá tóxico, el hermano tóxico, el amigo tóxico, etc. No quiero

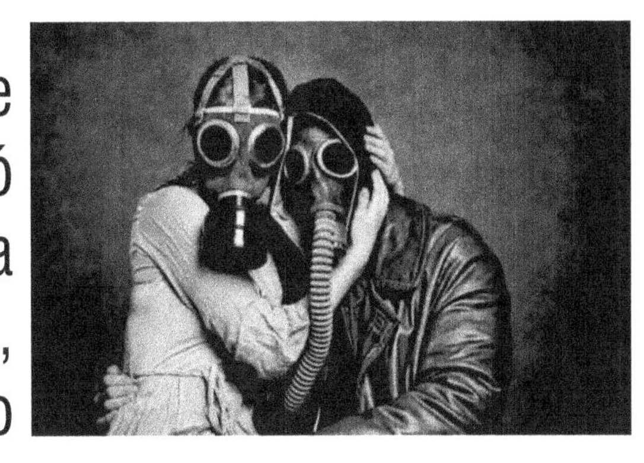

quitarle valor al libro, pero aquí es donde un término si no lo entendemos del todo, lo podemos aplicar mal. Así que trataremos de dar una visión amplia lo más objetiva posible. Comenzamos con la pregunta obvia:

¿Qué son las relaciones tóxicas?

Las relaciones tóxicas son relaciones en las que ambas partes son incapaces, por alguna razón, de impedir hacerse daño. Puede tratarse de una relación de pareja, pero también de amistad, de trabajo, incluso de una relación familiar. Los signos que deben alertar de que se está en una relación tóxica con frecuencia son indirectos y subjetivos, lo que dificulta a las víctimas de alejarse de la relación tóxica antes de que sea demasiado tarde. Sin embargo,

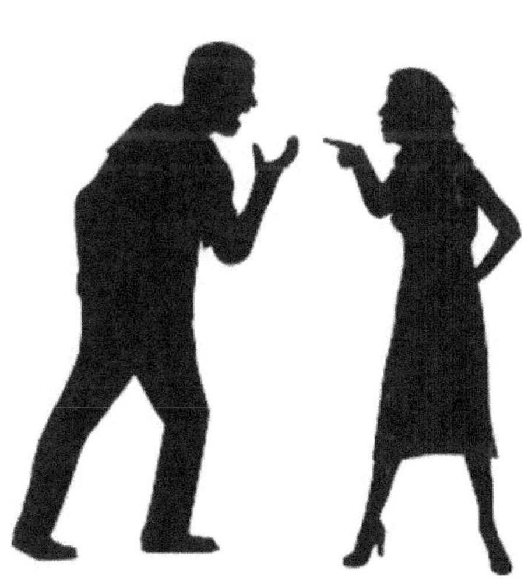

se recomienda prestar atención cuando se empieza a experimentar un malestar difuso e indescriptible, cuando el comportamiento cambia, por ejemplo de extrovertido pasa a ser retraído, o cuando uno se siente desorientado sin lograr admitirlo; en este momento es importante cuestionarse y hacer un examen de lo que pasa. Lo cual no es sencillo, pues la sociedad en la que vivimos no nos invita realmente a estar atentos a nuestras emociones y a lo que nos ocurre.

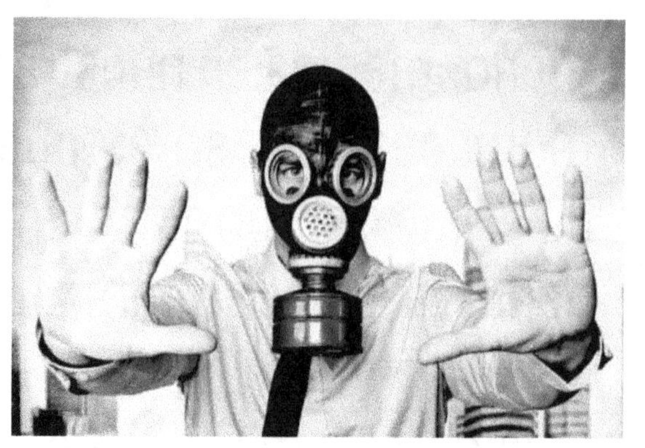

Si en la relación en que te encuentras de alguna u otra forma te hace sentir mal, por ejemplo te sientes juzgado, desvalorizado, manipulado, amenazado, acosado, maltratado, o sientes un vacío difuso después de verte con la persona tóxica, si tienes alguno de estos sentimientos, es importante que te preguntes si estás en una relación tóxica y que busques la manera de salir.

Sabemos que en realidad no existe "La Pareja Perfecta", esa que nos ponen en las películas y telenovelas donde todo siempre es armonía y felicidad. Aunque suene algo frío, es importante estar consciente que las relaciones de pareja son complicadas y cada pareja es por así decirlo "original" o "particular", por lo que muchas veces lo que le funciona a una pareja no funciona para otra. Es aquí donde muchas veces los consejos de los amigos y/o familiares que aunque son bien intencionados, no siempre aciertan porque las

dinámicas de cada pareja pueden ser diferentes o la forma de pensar. Por ejemplo, no tiene la misma forma de pensar tu mamá que tú o tu tío o tu abuela. Porque cada quién menciona lo que a ellos les ha funcionado y si te funciona a ti también ¡excelente! ¿Pero y si no? Obviamente no se trata de irle a reclamar al que te dio un consejo, sino que analices lo que te aconsejan y lo puedas adaptar a tu relación.

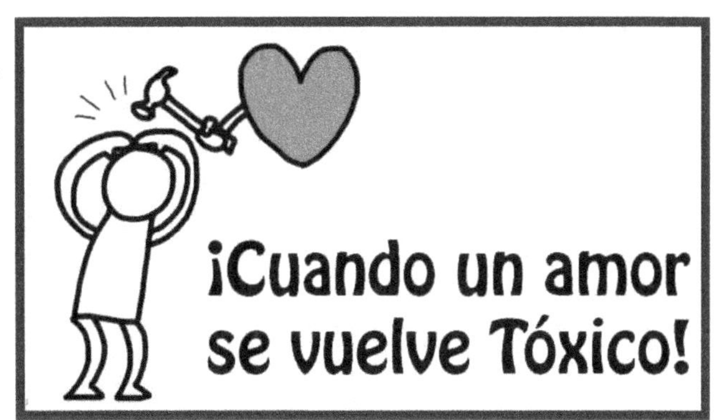

Como mencionamos, es normal que en algún momento, las parejas pueden tener un desacuerdo, un mal entendido, una pelea, o incluso manifestar alguno de los "Síntomas" de una pareja tóxica sin que esto signifique que toda la relación es tóxica. **OJO AQUÍ HAY QUE PONER ATENCIÓN:** El problema o los focos de alerta será cuando algunas de las situaciones que vamos a comentar suceden de forma habitual todos los días o casi todos días. Ahí es cuando es necesario tener una actitud abierta y autoanalizar, autocriticar nuestra realidad para poder tener claridad para buscar soluciones. Sé que se dice fácil pero no lo es tanto. Y también puede resultar desagradable o doloroso, por lo que es importante que estés mentalizado que puedes encontrar una o unas respuestas que no te gusten.

Sin más preámbulos, vamos a poner el dedo en la llaga. A continuación se presentan 20 actitudes y comportamientos que se dan en una relación de pareja tóxica:

1. Le molesta que salgas con tus amigos o hagas planes por tu cuenta.

2. Le molesta que no dependas de él o ella para hacer tus planes.

3. No le gusta que lleves tu contabilidad, o sea que tú administres tus gastos.

4. Le molesta no tener acceso a tus objetos personales.

5. No respeta tu privacidad.

6. Le molesta que tengas tu intimidad.

7. Siente celos de personas con las que mantienes una buena relación de amistad o familiar.

8. Te controla tus movimientos y tus horarios.

9. No te pide tu opinión para las actividades que hacen juntos.

10. Te hace menos, te manda callar, te hace sentir que lo tuyo es menos importante.

11. Te hace sentir que sin él o ella no serías menos de lo que eres con él o ella.

12. Te cuestiona continuamente.

13. Te chantajea emocionalmente.

14. Te trata con excesiva sobreprotección.

15. Te falta al respeto.

16. Te hace menos.

17. Las discusiones acaban cuando tú cedes.

18. Te hace culpable y responsable de sus problemas.

19. Te exige demasiado.

20. Mantienes relaciones sexuales para evitar que se enfade, por chantaje, o te compara con otras parejas.

Te recomendamos que anotes en un cuaderno o en una hoja tus respuestas, tanto en las actitudes de tu pareja como en las tuyas. Recuerda que tus respuestas solamente las vas a saber tú, así por favor sé lo más sincero o sincera posible.

Aquí es donde después de haber anotado te preguntamos: ¿Cómo te fue?

Si reconoces algunos de estos comportamientos por parte de tu pareja o que son cosas que tú haces, es bueno que sepas

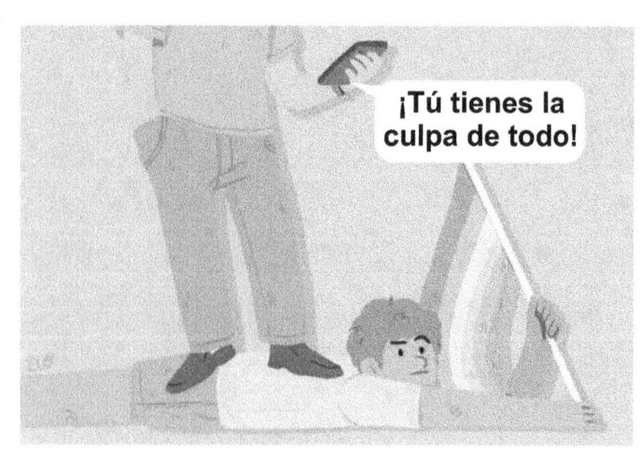

que realizando terapia psicológica estas actitudes son reconducibles en algunos casos. Sin embargo, en otras ocasiones no es así, y es responsabilidad de la pareja finalizar esa relación y reparar individualmente las heridas que deja una relación tormentosa (en lo que también ir al psicólogo resulta de gran ayuda).

De igual manera es importante que destaquemos que muchas veces salir de este tipo de relaciones es difícil, porque muchas veces aunque tengas sufrimiento y ansiedad, hay algo que te hace sentir bien en esa relación y que como muchas veces nos pasa, minimizamos lo malo por esta sensación de bienestar, por mínima que sea.

También, hay que decirlo, muchas veces nos engañamos solos o no queremos enfrentar la situación pensando que con el tiempo todo se va a arreglar... pero siendo sinceros, si no haces nada para que las cosas cambien, lo más seguro es que todo siga igual. Es como si no limpias tu casa y se empieza a acumular la basura y polvo, etc. Y en vez de ponerte a limpiar te acuestas en el sillón pensando que con el tiempo la basura se desaparecerá y todo se limpiará solo. ¿Verdad que no funciona así? Sé que cuesta hacerlo, a mí también me ha costado, pero si no tomas las riendas de

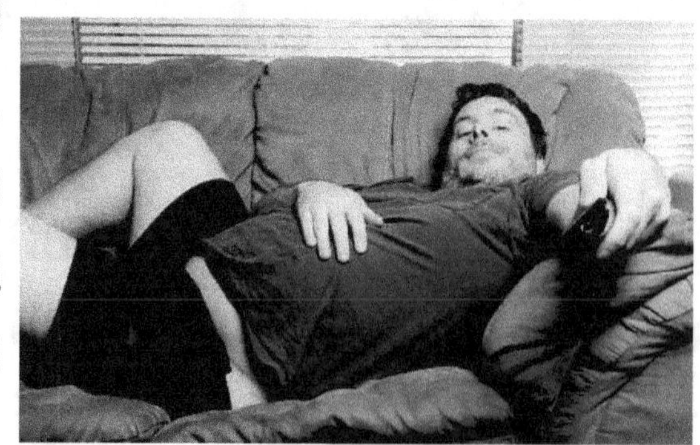

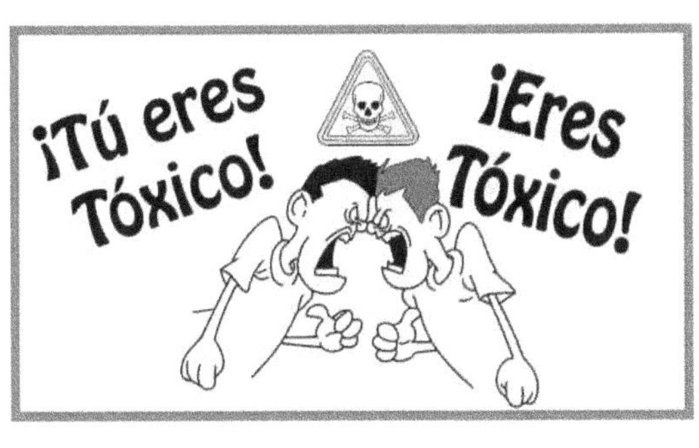

tu vida y comienzas a buscar y generar soluciones, nadie más lo va a hacer por ti.

Otro de los engaños clásicos de los clásicos es también convencernos de que "podemos cambiar a nuestra pareja". La verdad es un poco iluso porque si la gente no quiere cambiar no lo va a hacer. Por mucho que insistas sugieras, grites, patalees, llores etc. Incluso cuando más le insistes y ordenas a alguien que cambie más se resiste. Por lo que el creer que nosotros podemos transformar totalmente a nuestra pareja para que sea como nosotros creemos que debe ser... en la gran mayoría de los casos no sucede así y genera frustración en ambas partes, llegando a muchas veces una ruptura, porque puede que tu pareja diga "es que no dejas de molestar y presionarme" por decirlo de forma elegante.

Y como siempre, una vez establecido el problema, viene la otra pregunta obligada:

¿Qué puedo hacer para salir de una relación tóxica?

En primer lugar, podríamos recomendar que no trates de usar la "Comunicación" como una varita mágica para solucionar los problemas. Esto lo aprendí de una psicóloga que se llama Lucy Serrano, donde realmente en la práctica, las cosas no se solucionan con la comunicación como muchas veces nos presentan o nos dicen algunos expertos. Esto sucede

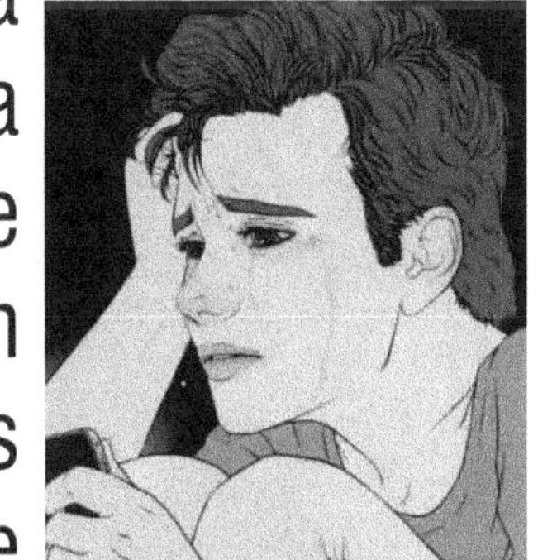

porque si por ejemplo llegas tú con tu pareja y le dices "TENEMOS QUE HABLAR" o "QUIERO HABLAR CONTIGO" ¿Qué es lo que va a pasar? La otra persona de inmediato se va a cerrar o puede que piense o diga: "¡Ay ya vas empezar otra vez con los reclamos!" "Ahora qué quieres" y lejos de que tu pareja tenga una actitud receptiva, abierta y objetiva, como teóricamente nos dicen, pues ocurre todo lo contrario.

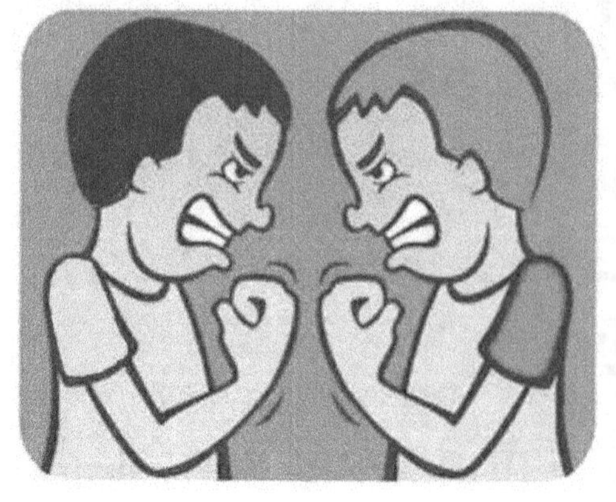

¿Por qué pasa esto?

Generalmente lo que casi todos hacemos es aguantar el problema, ignorarlo o como dijimos anteriormente negarlo pensando que las cosas se van a solucionar solas o que el otro se va a dar cuenta por sí solo que nos está haciendo sentir mal... y cuando ya el problema está gigantesco y ya no aguantamos es cuando queremos usar la comunicación, pero explotamos y soltamos toda la ira, la frustración contra nuestra pareja. Por lo que tampoco somos

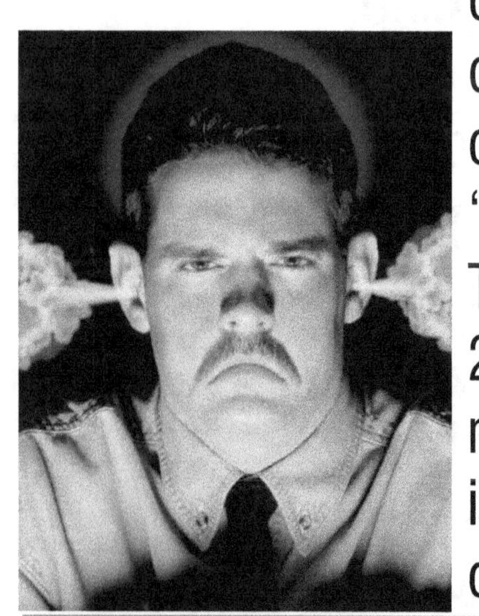

objetivos y lo que hacemos casi siempre consciente o inconscientemente es echarle la culpa de todo al otro, responsabilizándolo de que "por su culpa la relación se está yendo al traste". También hay que reconocer que una pareja es de 2. Por eso se llama PAREJA, no todo lo haces mal tú, así como no todo lo hace mal el otro. Es importante que para que haya realmente un diálogo encuentres un momento en el que tu pareja esté receptiva y abierta al diálogo. También tú que estés receptivo y abierto al diálogo porque esto es de ida y vuelta. No es nada más que tú reclames todo lo que a ti te molesta y el otro no diga nada. Cada dinámica de pareja es distinta y ahorita con la pandemia pues las cosas son un poco más complicadas, porque toda la rutina cambia y también aumenta el estrés, por muchas razones.

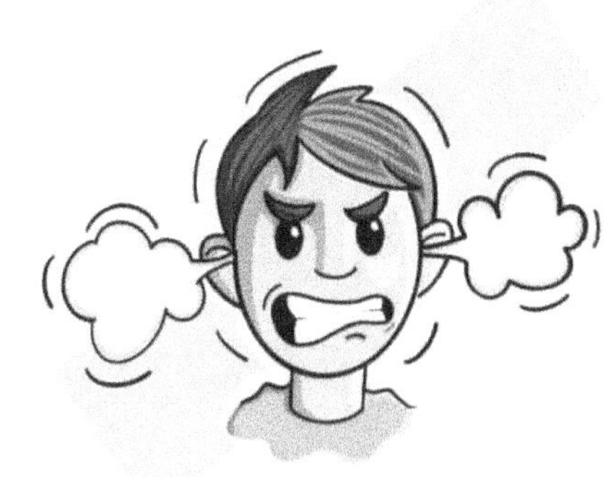

¿Y cuándo es el momento de usar la comunicación?

Anteriormente mencioné que normalmente queremos usar la comunicación cuando el problema ya creció y se hizo gigantesco o peor que se acumuló con más problemas, más actitudes que te molestan y se convirtió como ponen en las caricaturas en una bola de nieve que se va haciendo gigantesca y va a aplastar a los dos.

Tradicionalmente, sobre todo en México y Latinoamérica, nos han metido en la cabeza durante generaciones de forma muy profunda (y también de esto tiene parte de la culpa la religión católica), pero nos han hecho creer que siempre debemos de callarnos y aguantarnos ante todo lo que nos molesta y nos incomoda. El clásico de "No le digas, porque se va a enojar" "Si te quejas vas a generar un problema" "Calladito te ves más bonito" "Te tienes que aguantar porque es tu abuela, tu tía, primo, etc." "¡Cállate! ¡No seas

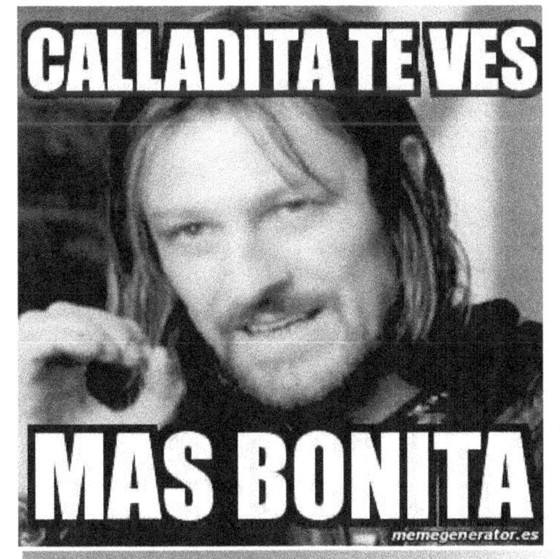

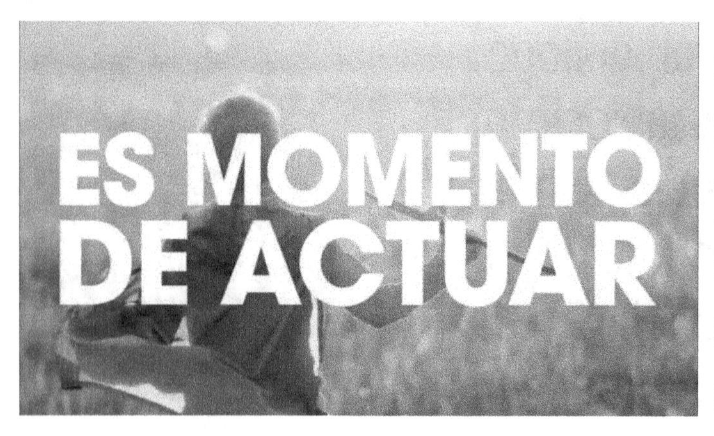

grosero!". Este tipo de situaciones se repite durante nuestra infancia y pues nos acostumbra a mejor no decir lo que nos incomoda para que no se molesten los demás. Y cuando tenemos una pareja sucede lo mismo, que nos aguantamos lo que nos molesta hasta que no podemos más y nos pasa como cuando una olla de presión no puede más. ¡Explota!

El momento adecuado para expresar tu inconformidad, es justamente en el momento que suceden las cosas que te hacen sentir mal. No se trata de que hagas un escándalo, pero sí que le hagas saber a la(s) otra(s) persona(s) que lo que está haciendo te está lastimando y que deje de hacerlo. Y es cierta la frase que dicen **"El mejor momento para hacer algo es AHORA"**. Con esto evitarás que el problema crezca o se junte con otros problemas.

Y bueno, aquí les comparto 5 tips para salir de una relación tóxica, espero que les sirvan y como muchas veces les hemos dicho, si sienten o se dan cuenta de que no les funciona lo que están haciendo, es momento de buscar a algún terapeuta que tenga experiencia en parejas. No es malo pedir ayuda a los expertos. Para eso están capacitados. Así que ahí te van los tips:

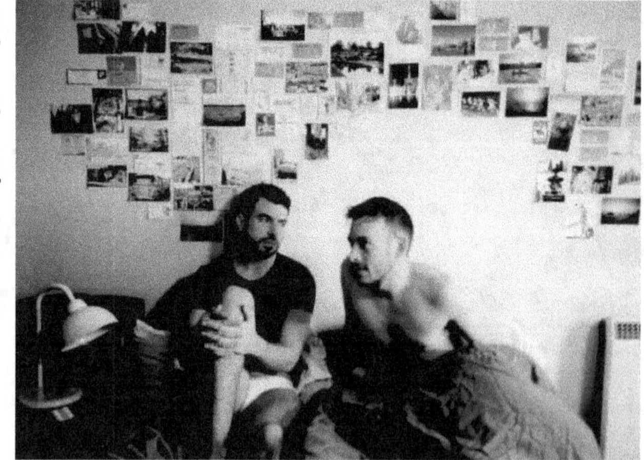

1) Acaba con el autoengaño

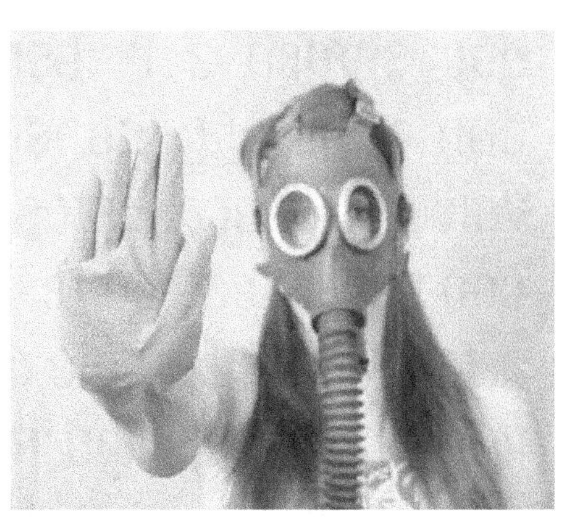

El primer paso para poder salir de una relación tóxica es reconocer que estás en una. Manténte abierto a las percepciones y opiniones que te puedan hacer amigos y familiares. Si bien no necesariamente sean acertadas, es importante que simplemente las tengas en cuenta y no te cierres a las personas que son importantes para ti. Hazte preguntas sobre cómo te sientes después de ver a esta persona, si te hace sentir débil o te anima. Cuando no estás con la persona, pregúntate si tienes deseos de verla, o si sientes que algo malo va a pasar si no la ves, o si lo sientes como obligación. Pregúntate si sientes miedo antes o después de pasar tiempo juntos, o si te sientes intimidado(a), decepcionado(a) o lastimado(a) por cosas que te dice o te hace.

2) Tú no eres el único culpable de que la relación no funcione

El paso más importante para desprenderte de una relación tóxica es darte cuenta que a pesar de que lo que la pareja te diga, tú no eres el único culpable o responsable de que no salgan bien las cosas en la relación. **La Pareja es de 2**.

3) Conoce cuál es el antídoto de lo tóxico de la relación

Si no hacemos frente adecuadamente a los retos

que surgen a la hora de relacionarnos
como pareja, nuestra relación puede
volverse tóxica. Estos retos tienen que ver
con problemas no resueltos que cada uno
arrastra de su propio pasado, y que salen a
flote en una relación importante debido a la

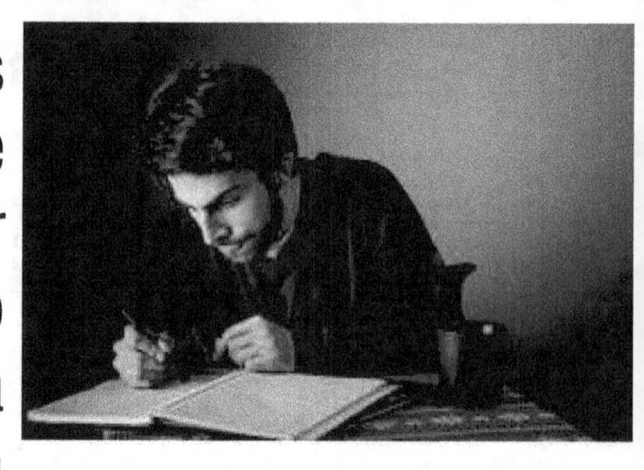

confianza, la intimidad y la cercanía. Llamamos tóxico a las
consecuencias de un mal manejo de estos problemas no resueltos,
por lo que el antídoto tiene que ver en primer lugar con identificar
cuál es este problema no resuelto con el que nuestra relación nos
confronta. Esto quiere decir que, independientemente de continuar
o no con la relación, es necesario atender estos problemas no
resueltos. Ya que, de hecho, romper de tajo con una relación no es
garantía de que el problema terminé ahí. Pues existen riesgos de
que puedas volver a entrar en otra relación tóxica en el futuro (un
clásico ejemplo seria el de una mujer golpeada, que se separa del
marido y se consigue otro igual). Esto tampoco significa que hay
que quedarse adentro de la relación. Cuando una pareja se hace
mucho daño es muy difícil resolver los problemas, y pocas veces
son capaces de encontrar la fuerza para hacerlos. Por lo que
conviene romper y distanciarse de la relación tóxica. A veces la
distancia ayuda a sanar a ambas partes.

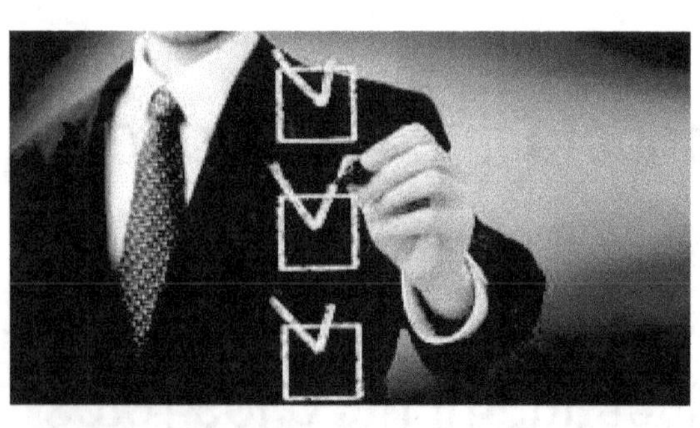

4) Identifica las conductas tóxicas tanto de uno como del otro

Es muy probable que ya tengas
identificadas cuáles son las conductas

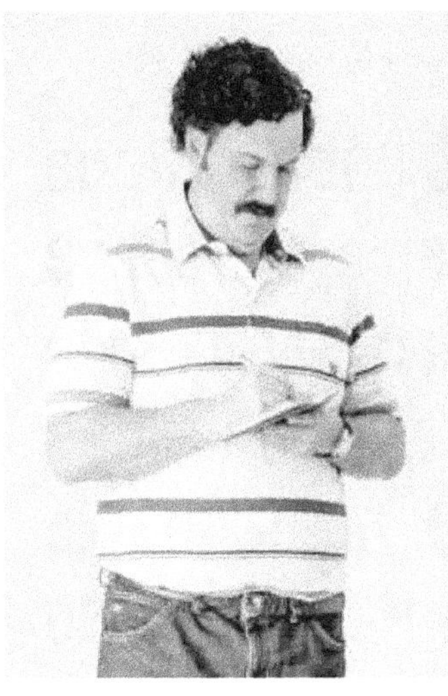

tóxicas en tu relación de pareja, solo que las ves con ojos inocentes y encuentras formas de justificarlas. Identificar los comportamientos tóxicos tiene que ver con aprender a ver el modo de relacionarse el uno y el otro desde una perspectiva diferente. Cuando dices: "en el fondo es una buena persona, yo le ayudaré a darse cuenta cómo actuar", o "es celoso conmigo porque me quiere", o incluso "me golpea porque ha sufrido mucho »", en todos estos casos se trata de conductas tóxicas que debes evitar. Por lo que debes estar atento y ser objetivo aunque no te guste lo que estás viendo. Se trata de ser consciente de lo que pasa para encontrar soluciones.

5) Di no al miedo, mereces algo mejor

Es importante que te des cuenta que puedes vivir sin esta persona. La razón principal por la cual permanecemos en relaciones tóxicas demasiado tiempo tiene que ver, la mayoría de las veces, con el miedo a no poder encontrar a alguien 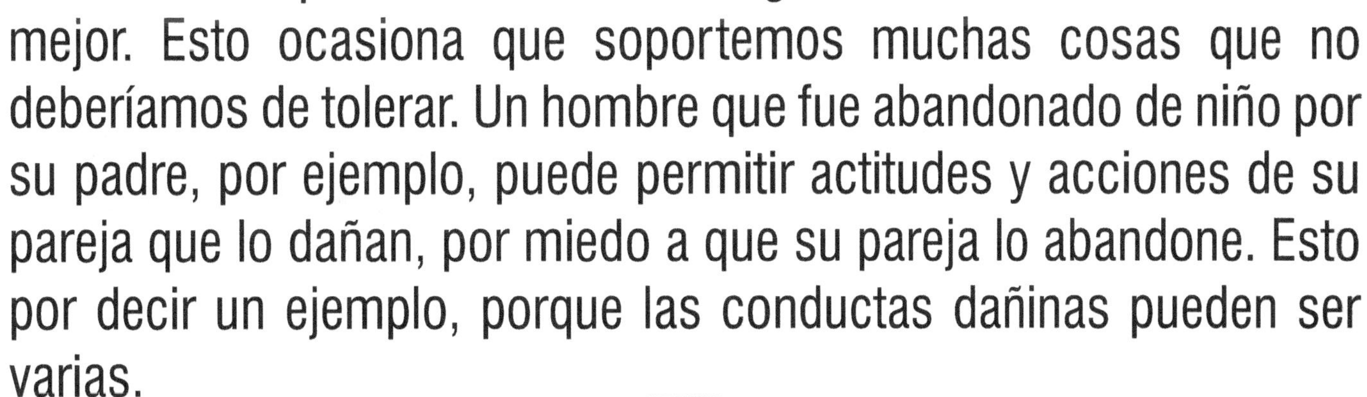 mejor. Esto ocasiona que soportemos muchas cosas que no deberíamos de tolerar. Un hombre que fue abandonado de niño por su padre, por ejemplo, puede permitir actitudes y acciones de su pareja que lo dañan, por miedo a que su pareja lo abandone. Esto por decir un ejemplo, porque las conductas dañinas pueden ser varias.

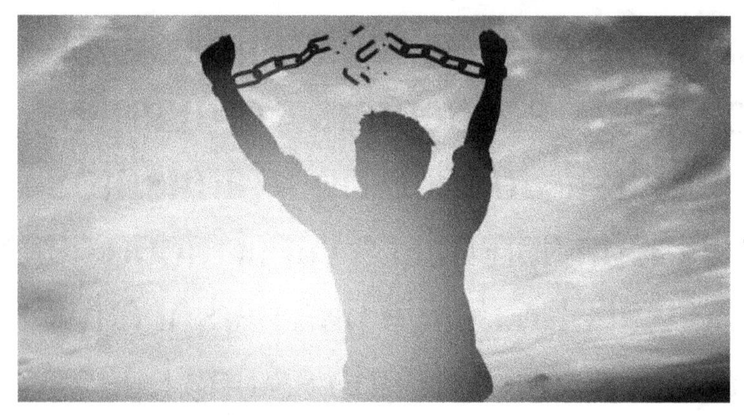

Leer algunos libros sobre el tema o ver videos también te ayudará a tener mayor claridad. También te recomendamos que busques ayuda profesional para que te pueda ayudar orientar o hacerte ver las opciones con las que cuentas, ya que a veces vemos el problema, pero no siempre vemos las soluciones. Si no encuentras o no encuentran soluciones, ir con un terapeuta puede ser una muy buena alternativa. Quizá los dos trabajen en su relación y se liberen de esas conductas tóxicas que los dañan o de igual manera si lo más sano para los dos es separarse ya será una decisión adulta, razonada y con claridad. No una decisión tomada por un momento de rabia por ejemplo.

Espero que este artículo te haya ayudado a tener una mayor consciencia de tu relación de pareja, ya sea que estés en el noviazgo o que estés pensando en unir tu vida con la de tu pareja o que ya vivan juntos, para que puedan sanar las heridas que todos tenemos del pasado para que tengan amor y armonía.

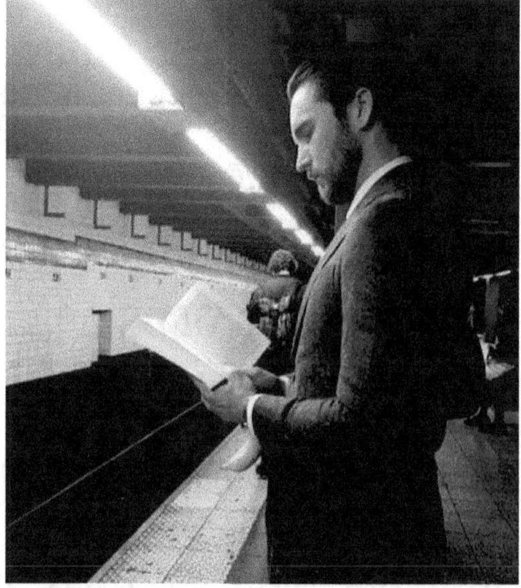

Les mando un abrazo fuerte, los quiero mucho y les deseo mucha felicidad.¡Hasta la próxima!

CRÍMENES DE ODIO POR HOMOFOBIA

Hola a todos los chicos, chicas, chiques. Les mandamos un abrazo con mucho cariño hasta donde se encuentren. Normalmente el fin de año se hacen recuentos de cosas que han transcurrido durante el año., pero esta vez vamos a tocar un tema muy feo, muy serio, muy doloroso y MUY REAL. Donde la mayor parte de la sociedad e incluso de la Comunidad LGBTTTIQ+ se habla muy poco... Estamos hablando precisamente de los CRÍMENES DE ODIO POR HOMOFOBIA.

Y precisamente platicamos de este tema, porque es necesario alzar la voz, para que se hagan evidentes este tipo de crímenes. Agradecemos la información publicada por LETRA S y CONAPRED, para documentar este artículo.

Explicaremos para empezar el concepto: ¿Qué es un crimen de Odio por Homofobia? Sé que el nombre es largo, pero tiene que ser así porque hay varios tipos de crímenes de odio. Por religión, por raza, por clase

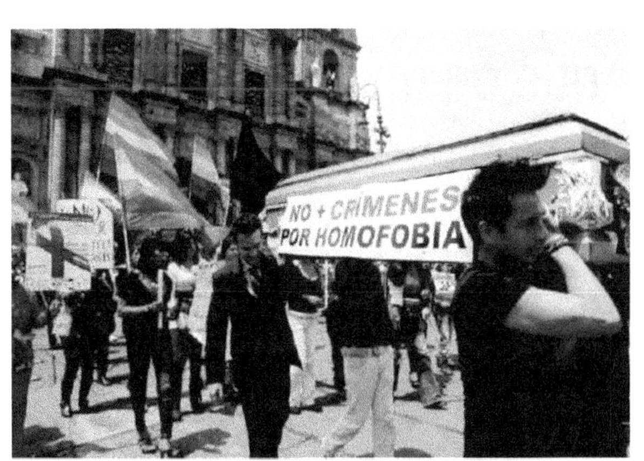

social, por nacionalidad, etc. Todos son importantes y ninguno debería de ocurrir; pero el que nos interesa en este momento señalar es el Crimen o Asesinato por homofobia. Lo

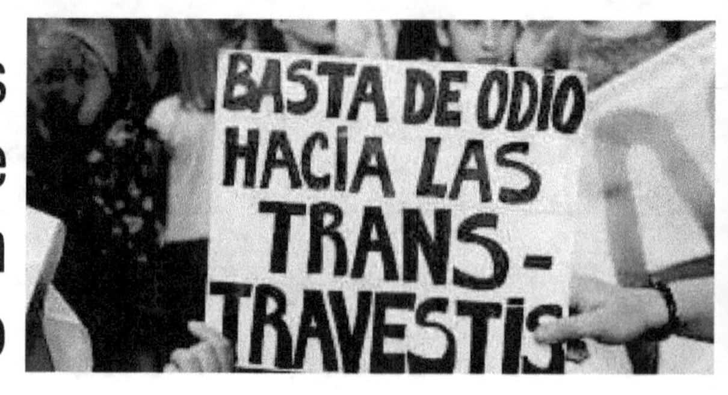

englobamos como Crimen, porque no siempre se culmina en un asesinato. Pueden ser golpes, mutilaciones, tortura, violaciones, etc. Pero la razón de estas agresiones por parte del victimario es que la otra persona es homosexual, lesbiana, travesti, transgénero, bisexual simplemente por existir le incomoda y debe ser eliminado. Una situación donde el odio y la intolerancia del victimario llega al extremo de no

LOS CRÍMENES DE ODIO POR HOMOFOBIA HAN SIDO INVISIBILIZADOS POR LA SOCIEDAD Y LAS INSITUCIONES DE JUSTICIA DURANTE DÉCADAS

solamente insultar sino a agredir físicamente a la víctima y en muchas ocasiones ocasionarle la muerte.

Esto ha sido y sigue siendo una Deuda de los Gobiernos y Sistemas de Justicia de muchos países (si no es que todos). Ya que en un gran número de ocasiones no se tipifica este tipo de

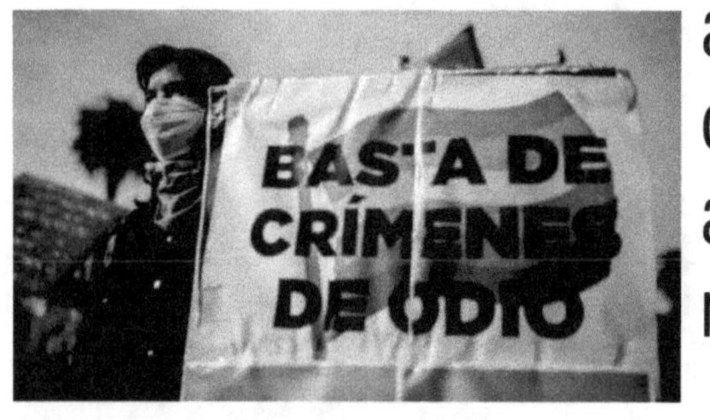

asesinatos o agresiones como crímen de odio por homofobia. Lo dejan como asalto (cuando a la persona no le robaron nada), robo con violencia, agresiones, o

"Crimen Pasional". Lo que también perjudica en tener datos concretos y estadísticas oficiales de este tipo de crímenes.

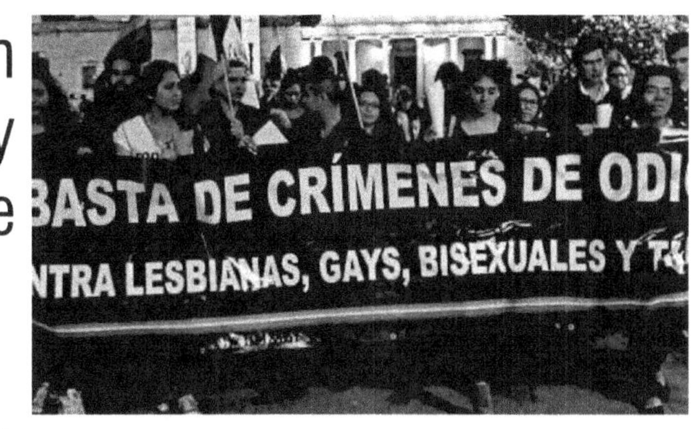

Algunos activistas, así como grupos que Luchan por la Defensa de los Derechos LGBTTTIQ+, incluso han denunciado negligencias por parte de las autoridades de justicia para dar información sobre este tipo de crímenes, así como mucho trámite burocrático, vueltas, vueltas, más vueltas y en varias ocasiones, después de todo este proceso terminan diciendo "Disculpe, pero no contamos con datos oficiales". Y, sinceramente, eso desespera a cualquiera.

Lo que sí conocemos bastante es el contexto social de discriminación e intolerancia hacia las diversidades sexuales y de género que no ha cambiado en México y en otros países en los últimos años, a pesar de que se ha legislado y ya hay leyes que "Nos protegen". Pero es una realidad que la mayor parte de estas leyes se queda en el papel y no se acata. De acuerdo con una encuesta del Conapred y la CNDH, 6 de cada 10 personas LGBT+ encuestadas sufrió discriminación durante el último año. Y más de la mitad, 53 por ciento, reporta haber sufrido expresiones de odio, agresiones

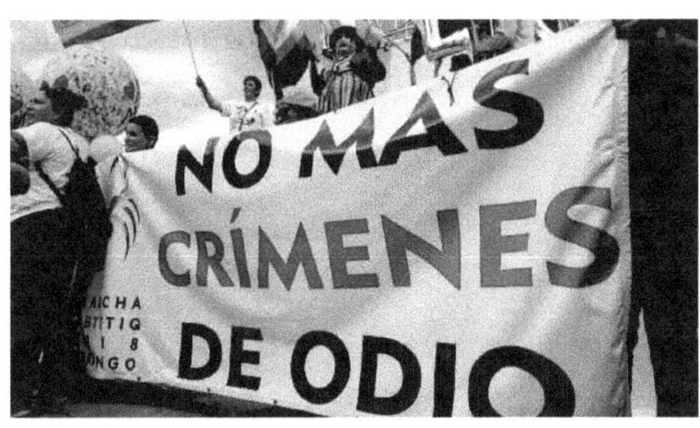

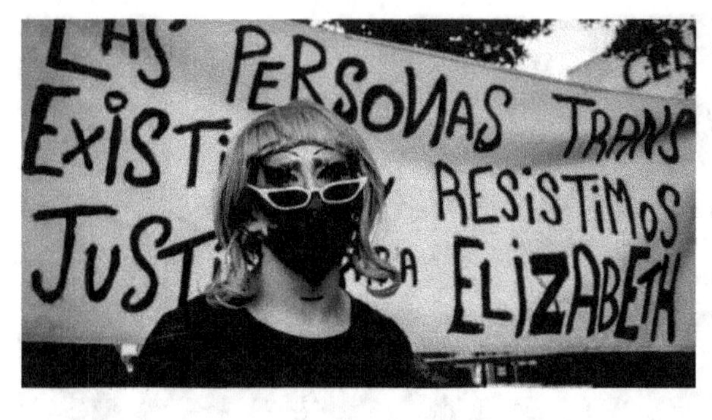

físicas y acoso. Además, casi una tercera parte, 30 por ciento, sufrió tratos arbitrarios y discriminatorios por parte de la policía debido a su orientación sexual o identidad y expresión de género.

Y no solamente en cuestión de ir a levantar denuncia; también han denunciado trato discriminatorio por parte del personal de las instituciones de salud, cuando van a urgencias o a sus consultas después de haber sido víctimas de agresiones.

Generalmente la reacción de la mayor parte de la sociedad es de que "Uno se lo buscó", "Se lo merece por puto", y muchas más por el estilo. Cabe mencionar que el contexto de la reacción de la Sociedad es en parte por el enfoque de la Prensa. Ya que la homosexualidad siempre ha sido un tema vetado, por lo que cuando se platica sobre ella, es casi siempre en tono de chisme, donde siempre se justifica al agresor y la víctima siempre es la culpable de lo que le pasó.

La prensa, realmente es la que fue la primera en dar a conocer este tipo de noticias de nota roja. La relación entre homosexualidad, violencia y aparatos policiales es una constante en más de

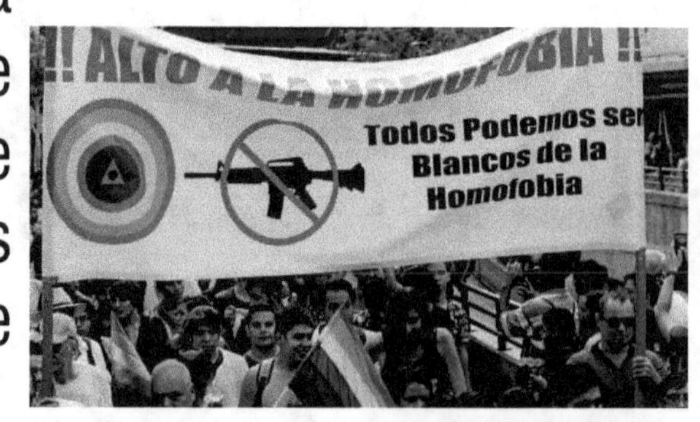

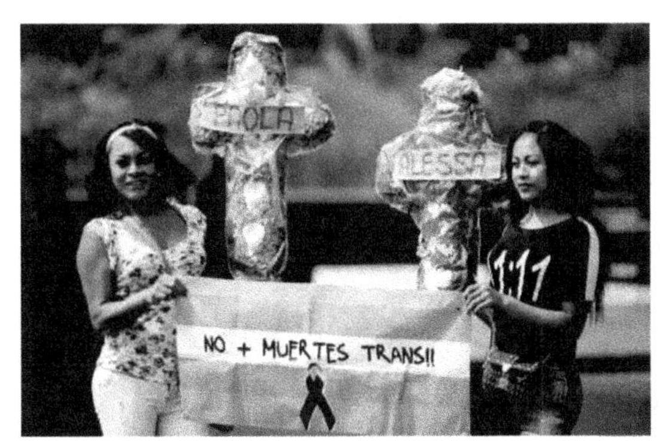

cien años de historia impresa. Es, ante todo, una construcción ideológica que posiciona a la homosexualidad en los límites de un orden social, ya sea mediante la muerte violenta, el delito o la nota chusca y ridiculizante.

Si la prensa, junto con otras formas de producción cultural, cooperó en la invención de la homosexualidad como un tema de opinión pública, su efecto no sólo fue hacer visibles a determinados sujetos y sus modos de vida, que habían permanecido soslayados; también creó una forma de pensarlos. Cuando se comienza a pensar la homosexualidad, al menos en la prensa, se lo hace a través de dos mecanismos fundamentales: el escándalo y el escarnio. Esta perspectiva permanecerá a lo largo del siglo XX y sólo comenzará a transformarse hacia los fines de ese siglo y principios del siguiente, momento en que los discursos de los derechos humanos y la ciudadanía comienzan a infiltrarse en algunos periódicos.

Así, la muerte de individuos homosexuales ha sido, fundamentalmente, motivo de escarnio. Un escarnio que se refracta en dos direcciones: por un lado, hacia las víctimas, culpables de sus propias muertes; pero también hacia las comunidades y colectivos

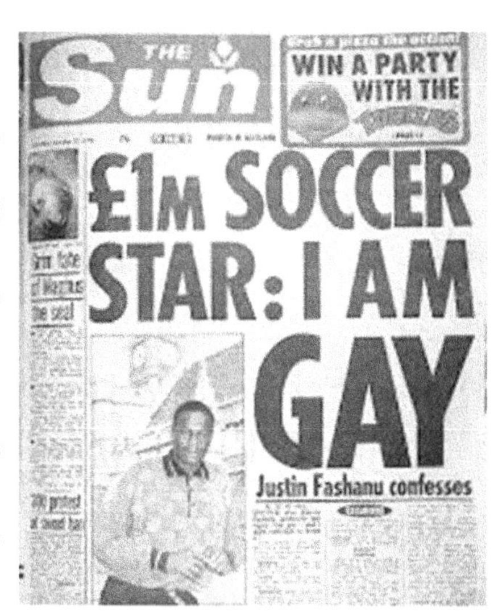

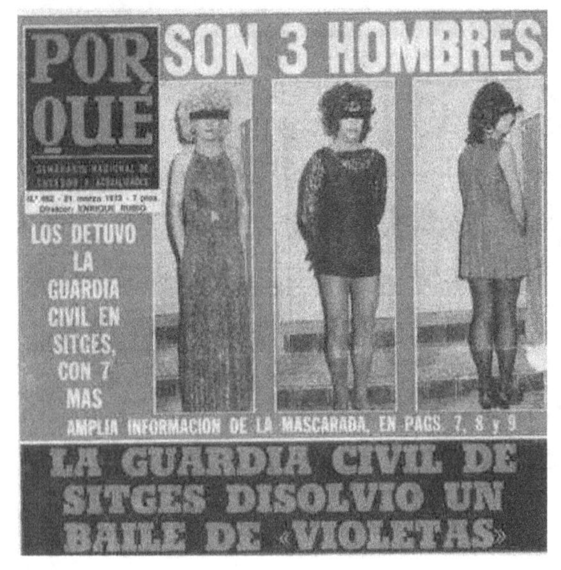

de homosexuales, de lesbianas o de personas trans, dado que anuncia lo que les podría suceder. En el caso de las víctimas, su desviación se consuma en su asesinato; en el de las comunidades, potencialmente, podría ocurrirles lo mismo (a sus integrantes).

Dicha retórica muestra tres características fundamentales. En primer lugar, describe de manera casi objetiva el tipo de crimen que se cometió. Luego, reproduce las versiones policiales preliminares. En tercer lugar, relaciona sistemáticamente el asesinato de un homosexual o una persona trans con su identidad sexual.

Esa relación se establece mediante tres grandes justificaciones o explicaciones del crimen, que habitualmente se atribuyen a fuentes policiales o judiciales. La primera, y quizás la más relevante, es el carácter supuestamente pasional del crimen. Nunca se justifica esta explicación y más bien se deduce que si la víctima era homosexual, su muerte se debería a razones pasionales.

La segunda, es la rareza de las costumbres de la víctima. Aun cuando no se menciona la pasión como razón de un asesinato, las "costumbres raras" lo explicarían. Por último, pero en menor

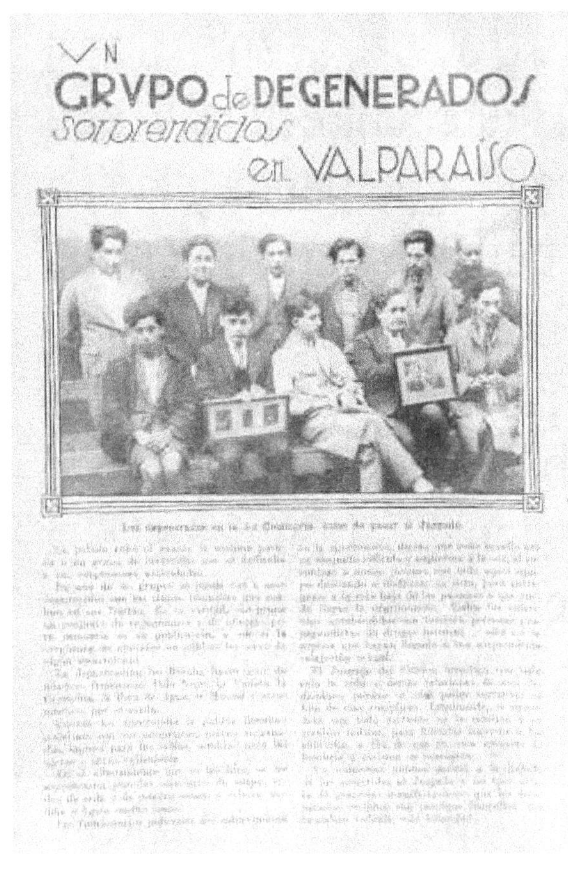

medida, los crímenes se explican por una ofensa a la masculinidad del agresor perpetrada por la víctima homosexual o trans, mediante coqueteos, insinuaciones o tocamientos. La conducta y las intenciones del homosexual explicarían la reacción de los asesinos y justificarían su respuesta (mortífera).

Estas vertientes periodísticas pueden diferir un poco, pero en lo que coinciden siempre es que el asesinato es culpa de la víctima y no del asesino.

Aquí tenemos un ejemplo de uno de los Periódicos de México "La Prensa":

"En el corazón de la zona rosa de esta capital, un individuo fue cosido a puñaladas en su departamento por dos sujetos tipo militar, quienes se encuentran prófugos de la justicia. La Policía Judicial presume que se trata de un crimen pasional". (La Prensa, 18 de mayo de 1995)

Es una forma típica de organizar el relato. Primero, se describe el

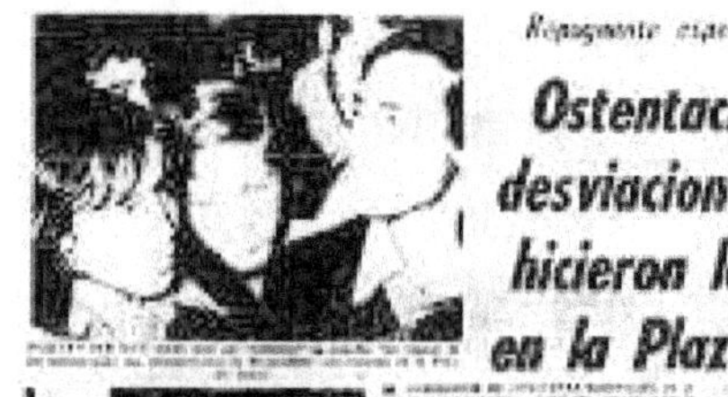

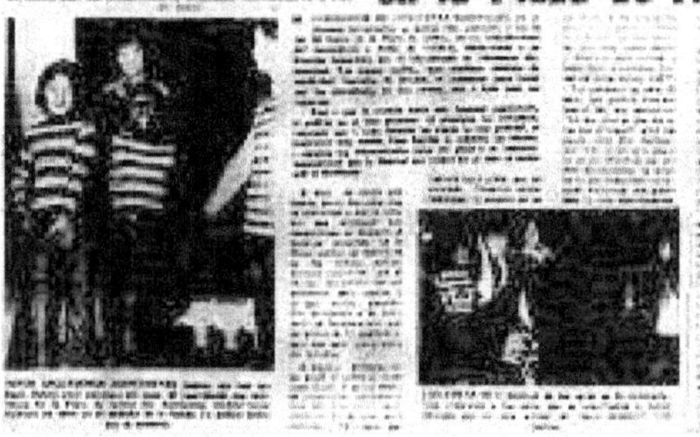

crimen, luego se aventuran explicaciones. Pero entre una y otra parte hay un salto argumental y lógico que nunca se percibe o no se corrige. Por ejemplo, en este caso, es difícil entender por qué una muerte como la que se describe tendría el carácter de un crimen pasional. ¿Dónde está la pasión en este caso?, ¿en la saña con que se cometió, en la semejanza de los involucrados –todos son hombres? La pasión no está en los hechos ni en los victimarios, fundamentalmente. La pasión está en la víctima, es su atributo hipotético y resulta de su homosexualidad. Así, el razonamiento opera del siguiente modo: si la víctima es homosexual, entonces su crimen es pasional.

Algunas notas intentan presentar las "pruebas" que demuestren que un crimen es pasional. En el caso de un bibliotecario de una universidad pública de la ciudad de Puebla, que fue asesinado con 34 puñaladas y cuyo cadáver fue encontrado en la cajuela de su automóvil, el reportero indica que el crimen se "perfila" como uno de tipo pasional "porque el ahora occiso

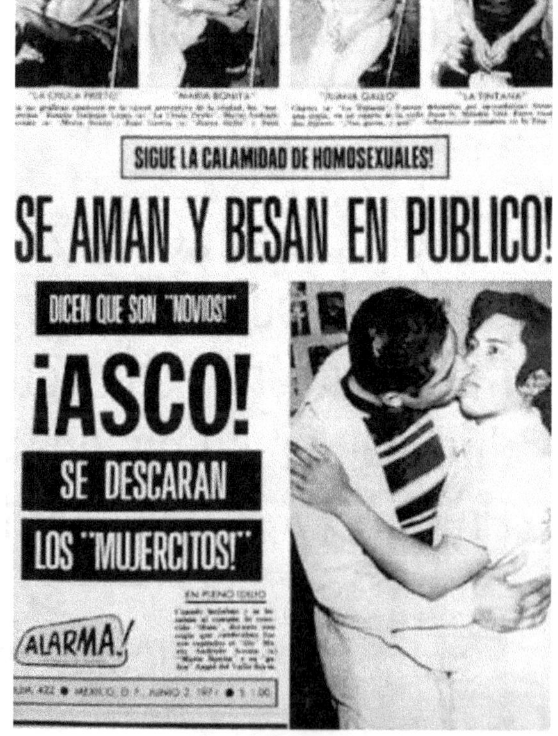

mantenía relaciones de tipo homosexual con varias personas y el día que desapareció andaba de parranda con varios hombres y travestis en la zona centro de Puebla".

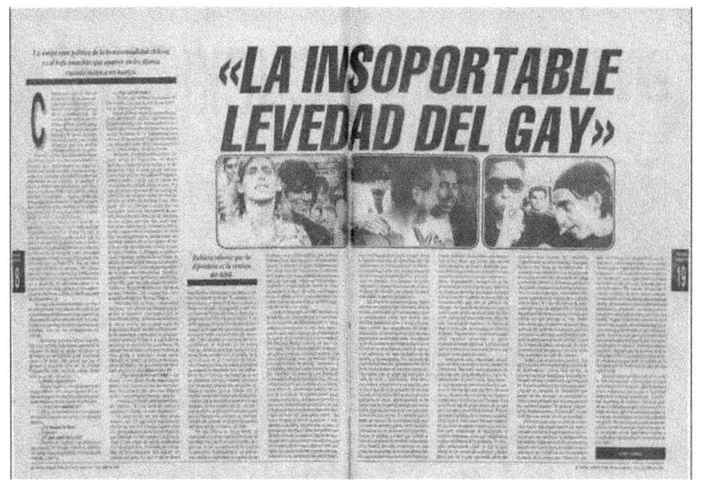

El cadáver presenta más de 30 puñaladas y está en la cajuela de un carro, pero el asesinato es pasional. Nunca se dice que podría tratarse de una ejecución, dadas las características. Las amistades de la víctima y sus costumbres explicarían el crimen.

Un informe de la Comisión Ciudadana contra los Crímenes de Odio por Homofobia ubica a México en segundo mundial en crímenes por homofobia, sólo detrás de Brasil

Esta relación entre homosexualidad y violencia es sistemática en estas notas. Corresponde, como hemos dicho, a una inversión de los actos y las responsabilidades. Si un homosexual o una persona trans son asesinados entonces las explicaciones deben encontrarse en sus vidas y sus relaciones. La culpa, en última instancia, reposa en el cadáver y no en el victimario.

Normalmente en los medios, ya sea de forma escrita o incluso de reportaje en video, la mayoría de las veces se presenta un enfoque donde el culpable es la víctima por sus "Costumbres

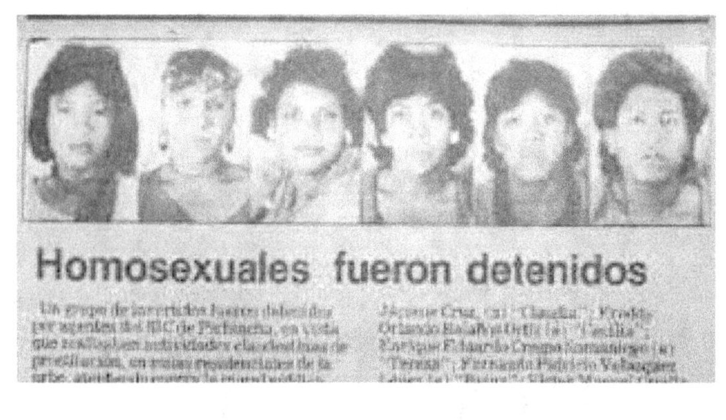

raras", "por que quiso seducir al asesino" y por eso está justificado que el asesino lo matara o se insinúa que si lo mataron es culpa de la víctima por su estilo de vida y por la gente con la que se juntaba.

También cabe mencionar otro punto, que todavía no se ha podido desligar del todo, pero la gente sigue asociando la homosexualidad con ser pederasta, cuando no es así. En muchos artículos periodísticos se menciona, sin confirmar nada, pero se insinúa que la víctima era pederasta, justificando con eso, su asesinato con mucha saña y odio.

De acuerdo con expertos, el crimen pasional, que tiene como característica principal el obnubilamiento de la razón por efecto de una emoción violenta, supone una disminución momentánea, pero aguda, de la capacidad "de observar, pensar, reflexionar, tomar conciencia de su voluntad para relacionar sus actos con el hecho típico". La pregunta que debe responderse es si los crímenes descritos hasta ahora corresponden a esta fenomenología de la violencia. La respuesta es no, claramente.

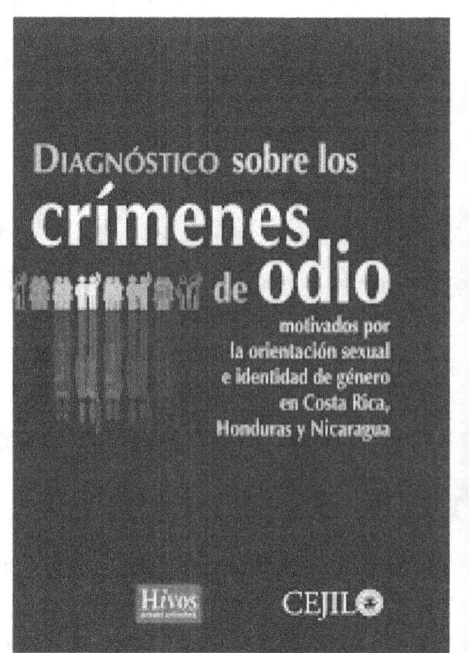

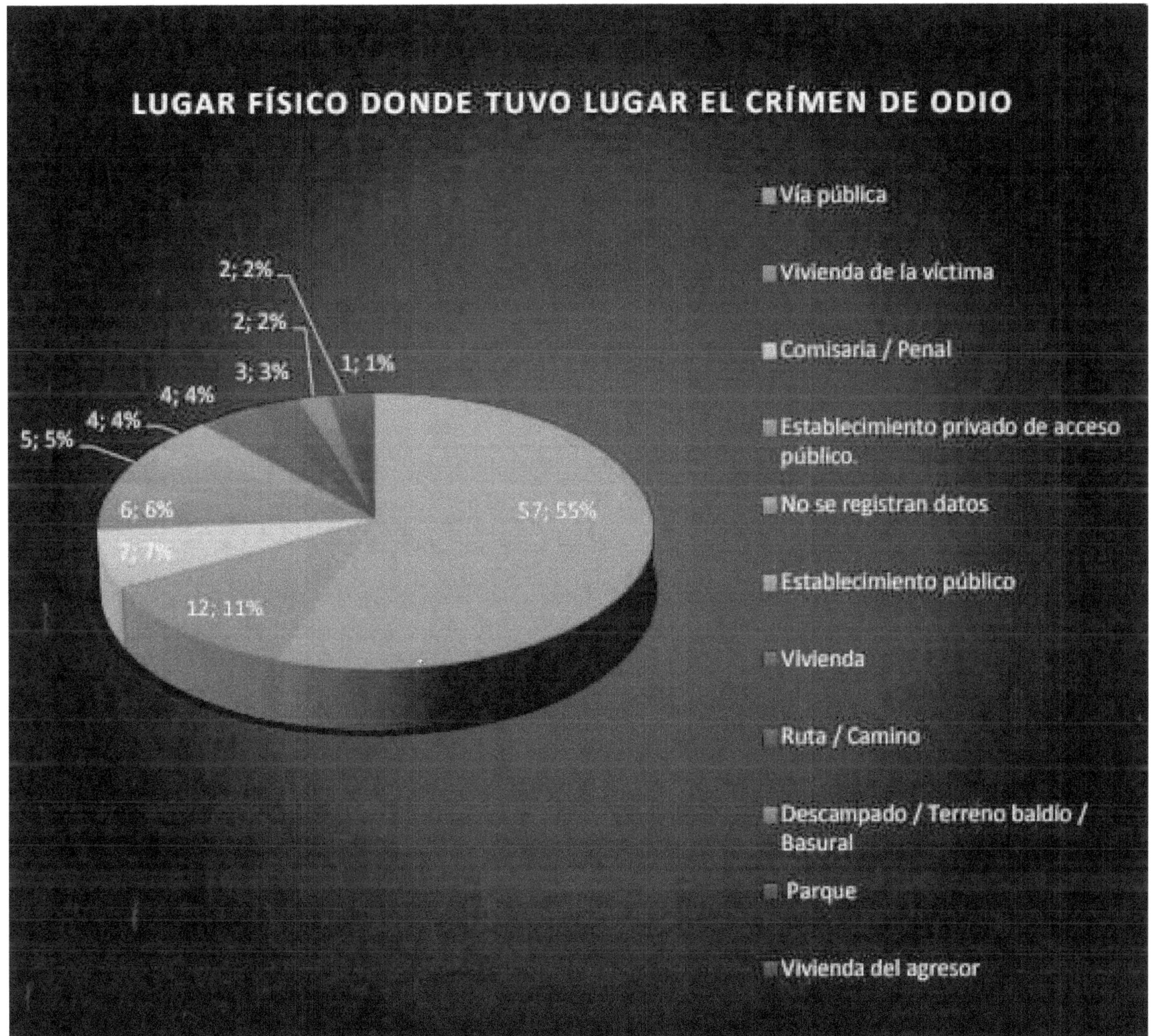

La saña no es signo de confusión, sino de un encono que se consuma en la víctima y su cadáver. Los cuerpos inmovilizados con amarras, lanzados desde vehículos, ocultos, quemados, indican una planificación del crimen, al menos secuencial con su ocurrencia. Los sujetos que han cometido los crímenes que hemos descrito sabían muy bien lo que hacían y cuando pudieron se beneficiaron de sus resultados.

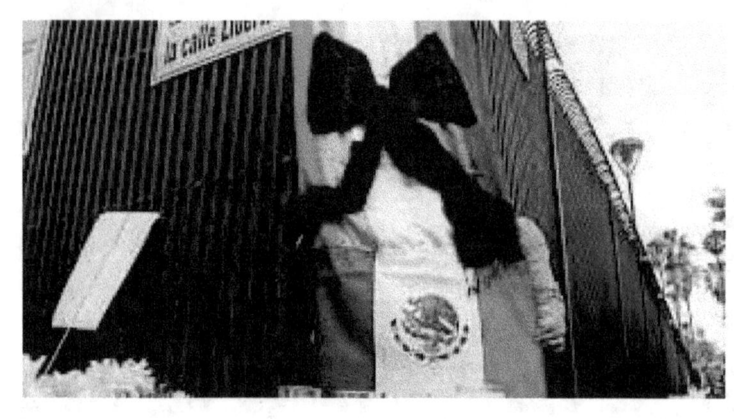

Este es una nota del Periódico milenio, publicada en su página milenio.com donde se mencionan algunos datos, pero que sin ser oficiales:

"En los últimos 20 años (entre 1995 y 2015) se han registrado mil 310 asesinatos por odio homofóbico en 29 entidades del país, aunque se estima que por cada caso reportado hay tres o cuatro más que no se denuncian, de acuerdo con el más reciente informe de la Comisión Ciudadana contra los Crímenes de Odio por Homofobia (Cccoh), hecho por la organización civil Letra S Sida, Cultura y Vida Cotidiana. En el informe se asegura que, con tales datos, México ocupa el segundo lugar a escala mundial en crímenes por homofobia, solo detrás de Brasil. Esa cifra —1,310 homicidios— implica 65 casos por año, cinco al mes, al menos uno por semana, en promedio. Se trató de agresiones contra lesbianas, gays, bisexuales y gente transgénero. La mayoría de los asesinatos se perpetraron contra hombres: mil 21. En el caso de los trans, se documentaron 265 hechos. La menor parte ocurrió contra mujeres: 24 casos. Tres de cada 10 asesinatos fueron de jóvenes entre 18 y 29 años. Un tercio de las víctimas eran adultos jóvenes entre 30 y 39 años. Hubo 27

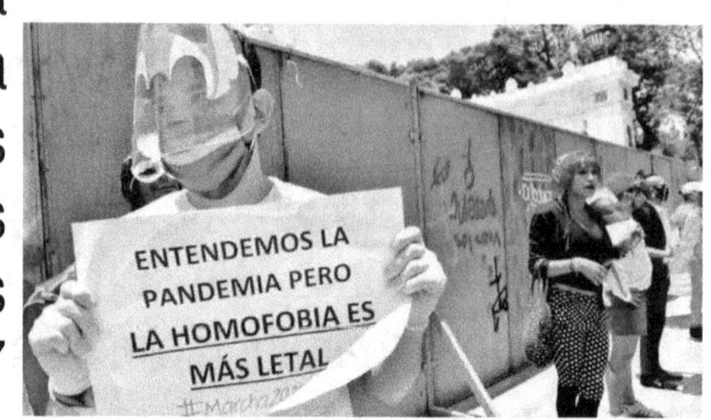

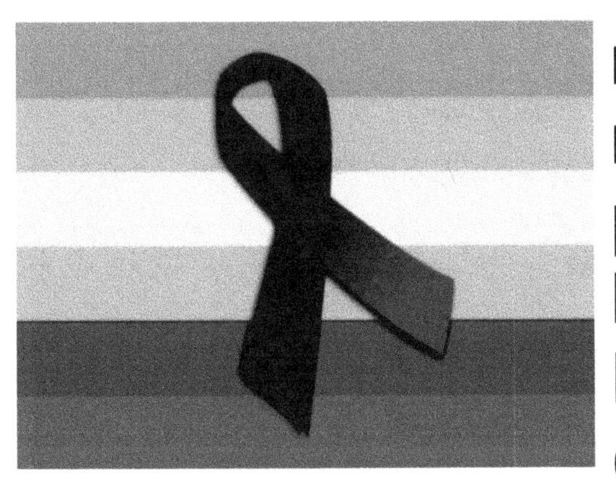

menores de edad. La —en apariencia— muy liberal Ciudad de México ocupa el primer lugar donde se presentaron estos homicidios, con 193 casos. El Estado de México ocupa el segundo sitio en la lista, con 123 casos. Les siguen Veracruz con 85, Nuevo León con 81, Chihuahua con 72, Michoacán con 71 y Jalisco con 67 casos. ¿Cuáles son los lugares donde se cometieron los crímenes? El reporte señala que el domicilio de las víctimas es el sitio más frecuente que usan los agresores para asesinar (516 casos), seguido por la vía pública (308), terrenos baldíos (92), hoteles (80) y el campo (63).

Estas ejecuciones también ocurren en lugares de trabajo, canales o ríos y en vehículos. Las silenciosas armas blancas son los instrumentos que más se han utilizado en estos homicidios: así fue en 510 casos. En segundo lugar están los golpes, 258 casos donde quedó evidenciada la saña, el odio: las víctimas fueron golpeadas y golpeadas hasta la muerte. Esa actitud homofóbica, la iracundia, también se evidenció con la gente violentamente asfixiada hasta la muerte: 219 casos. La impunidad de los agresores quedó expuesta con el uso de ruidosas pistolas: hubo 175 casos en los que se

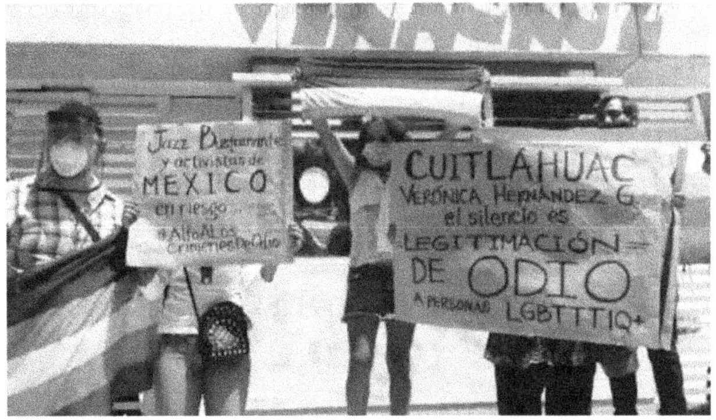

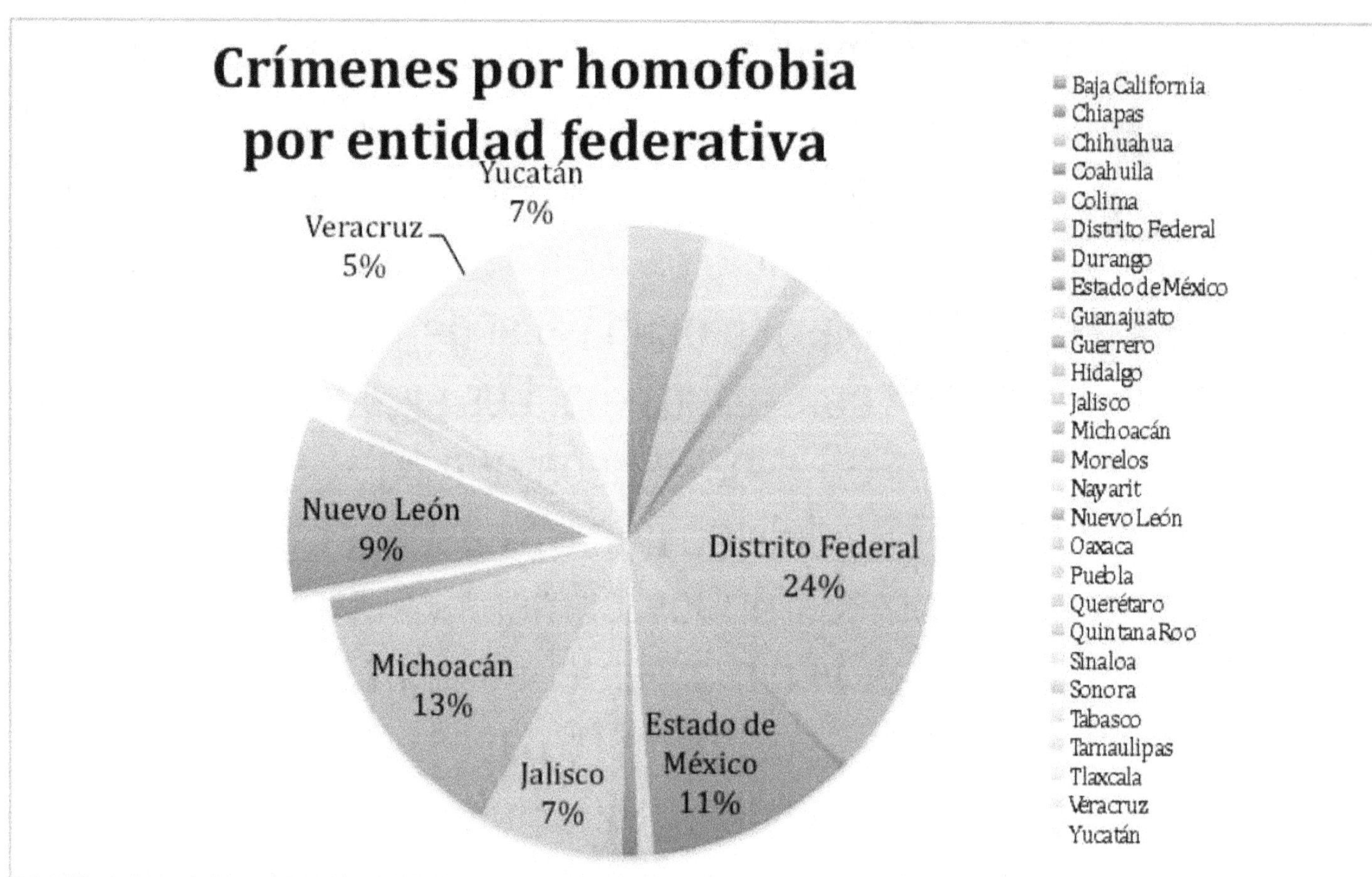

usaron armas de fuego. En la mayoría de los homicidios los perpetradores sí tenían la firme decisión de matar a esa gente: en 95 por ciento de los casos hubo dos tipos de ataques. También se han registrado casos de atropellamientos intencionales, tortura, calcinamiento, descuartizamiento y envenenamiento. Los años que se tomaron en cuenta para el informe de la Cccoh abarcan el lapso comprendido entre 1995 y 2015, pero también se incluyeron ya 16 casos ocurridos este año. La información recabada por las ONG se realiza con base en reportes periodísticos y de organizaciones de la sociedad civil, se clasifica en una base de datos por género, identidad sexual, edad, lugar donde fue encontrado el cuerpo, móvil del asesinato y causa de muerte".

ASÍ LAS COSAS CON LA HOMOFOBIA EN MÉXICO

Algunas razones por las que en México corren riesgo las personas de la comunidad LGBT

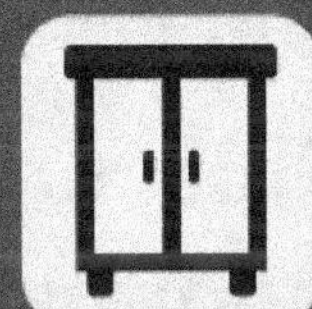

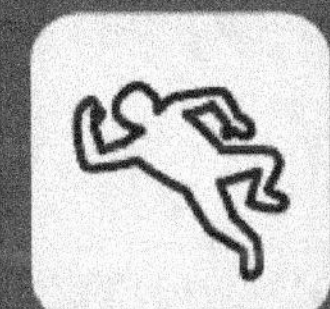

Cabe mencionar que la mayoría de los datos que estamos presentando son otorgados principalmente por estudios que han hecho Organizaciones LGBTTTIQ+, oficialmente los gobiernos no han indicado cuáles son las cifras reales. También muchos de los crímenes no se denuncian, por temor a represalias y/o porque muchas víctimas son hombres de closet, que no quieren hacer pública su orientación sexual.

Otro aspecto importante a exponer y que pocas veces se menciona, es que muchos de los asesinatos por homofobia quedan impunes. Muchos Grupos LGBTTTIQ+, así como los familiares de las víctimas hacen público que a pesar de que han hecho denuncias, las autoridades no le dan prioridad a los Crímenes de Odio por Homofobia. En la gran mayoría de los casos no los catalogan así, a pesar de la saña con la que se

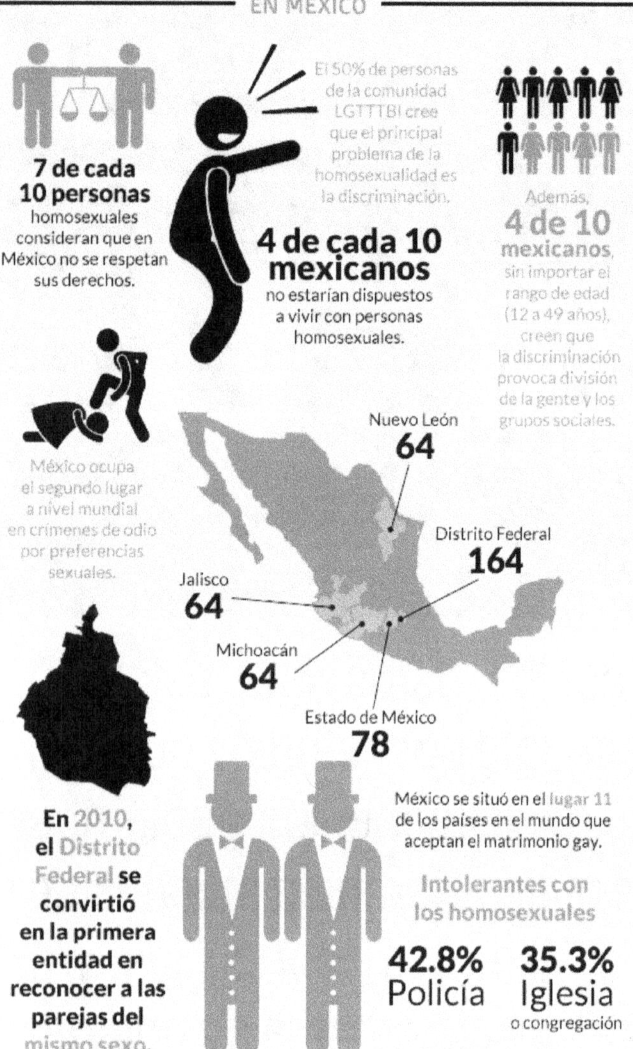

ejecuta este crimen y los asesinos siguen libres, con lo cual muchas personas siguen en riesgo potencial de ser asesinadas.

Pedro (24 Años): A mí la verdad, al principio me valía madres, lo que le pasara a los demás, porque casi siempre me llegaba a enterar de casos aislados en provincia, muy lejos. Obviamente, esto fue antes de la pandemia. Yo solía ir mucho a los antros de zona rosa a bailar y a ligar. Me sentía seguro, porque supuestamente en los antros hay seguridad y pues es una "Zona de Tolerancia", pero la realidad me cayó encima cuando un viernes que fui con mis amigos saliendo del trabajo, después de unas copas y bailar un rato, pues yo fui al baño, normal y como a los 5 minutos que salí, empezaron a gritar porque habían matado a un chico. Obviamente nos sacaron a todos, yo me fui con mis amigos al metro y de la impresión hasta la peda se me bajó.... ¡¡¡Porque pude haber sido yo!!! No les dije nada a mis papás, porque la verdad no quería preocuparlos, pero a partir de ahí dejé de ser tan confiado y sobre todo en irme con cualquiera que me

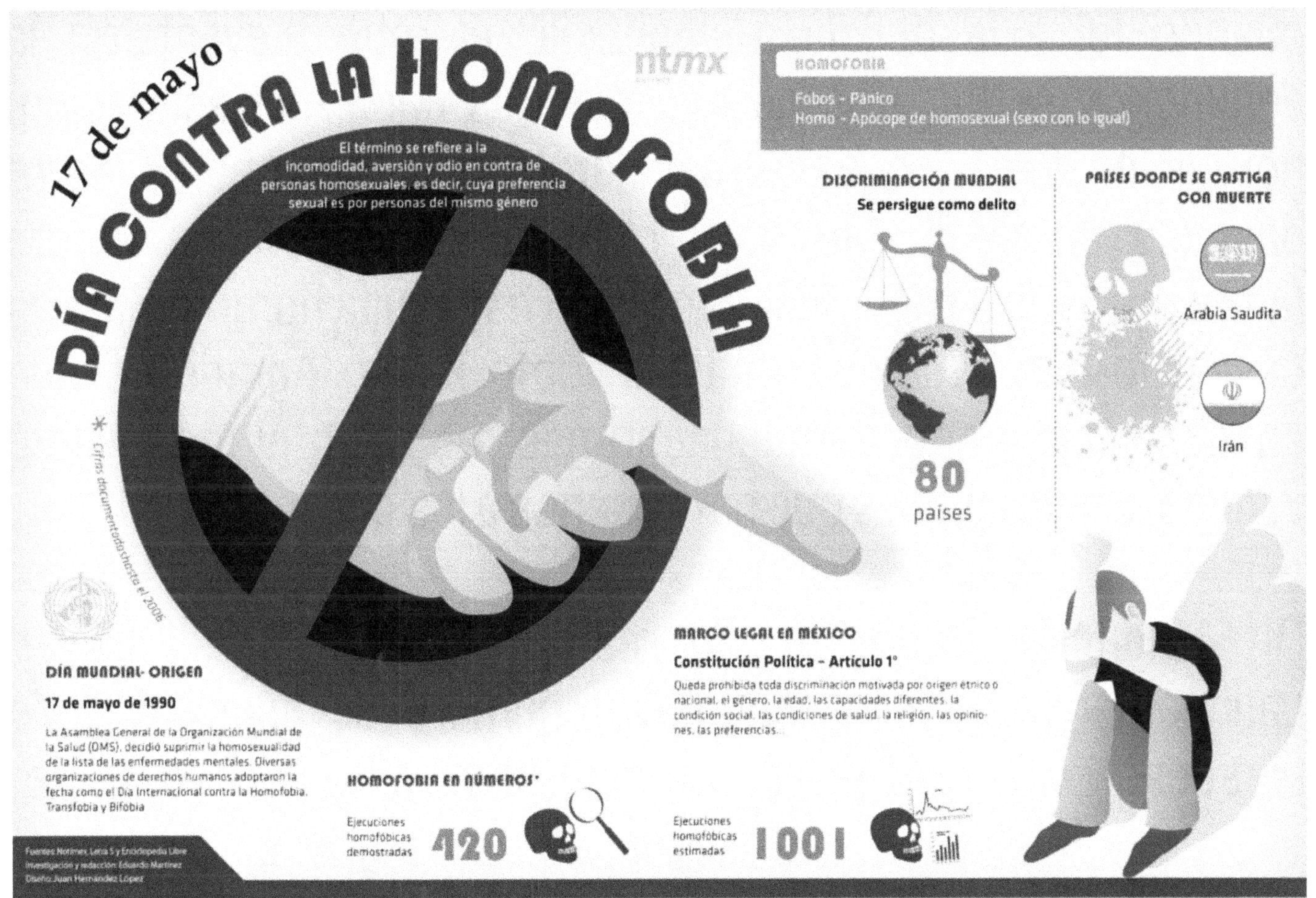

guiñe el ojo. También supe hace poco que a un chavo según se lo llevaron al hotel y lo robaron y no conformes con eso lo madrearon. Y si eso pasa en la CDMX, que es donde según estamos mejor, ¿qué otras cosas no pasan en otros lados que nunca se saben?

João (Brasil). Yo voy a compartinhar mi experiencia. Yo solía buscar encuentros com chicos a través de Grindr. Yo los llevaba a mi casa, para estar mais tranquilo. Tuve una mala experiencia con un muchacho de unos 20 años que cuando llegó a minha casa me inyectó algo y me desmayé. Não sé cuánto tempo pasó. Cuando desperté habían saqueron minha casa. Y lo peor fue cuando fui a la policía a denunciar el robo. Levantaron la denuncia y se burlaron de mí, mientras daba mi declaración, porque no tenía los datos del garoto que me robó. Y borró después su perfil. Me sentí muy humillado. Minha madre também me hizo sentir mal. Em Brasil hay muita homofobia. Las Leyes no nos ayudan en casos como estos. Agradezco que cuando menos aquele muchacho não me mató ni me inyectó veneno. Supe después que hay muchos a los que matan así.

Otra mención importante a realizar es que Brasil es en Latinoamérica el país con mayor número de asesinatos de personas LGBTTTIQ+, en segundo lugar está México, tercer

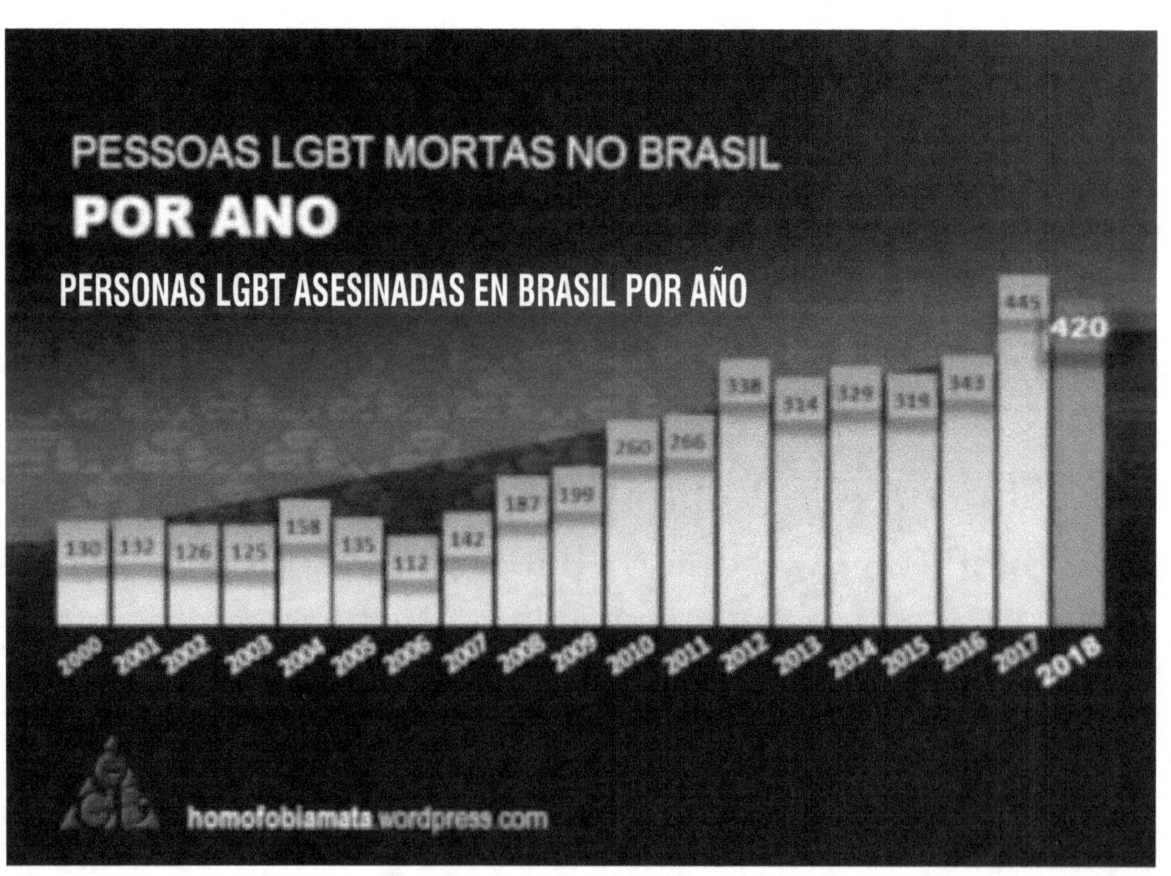

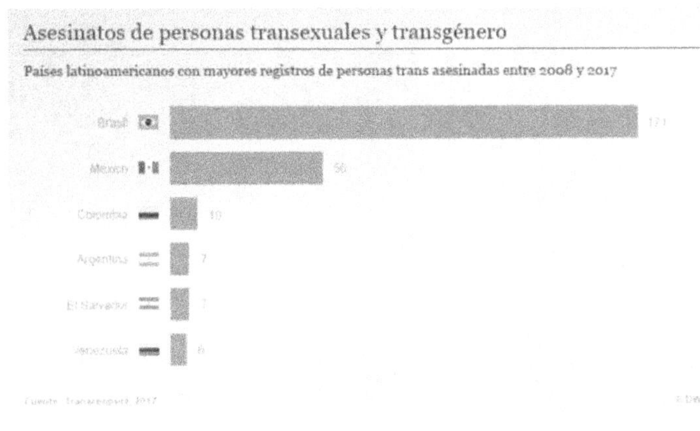

lugar Colombia, Cuarto lugar Argentina, Quinto El Salvador y en Sexto lugar Venezuela.

Es importante también destacar que las personas más asesinadas en los Crímenes de Homofobia son las Travestis y las y los transexuales y esto no solamente en México sino en la mayoría de los países.

Es necesario seguir en la lucha y levantar la voz. ¡No debemos callarnos! Todavía falta mucho camino para recorrer y hoy más que nunca, a pesar de la pandemia tenemos que estar unidos. No debemos permitir que sigan viéndose estos crímenes como algo "Normal" o que sigan presentándolos con el enfoque que se ha mantenido hasta ahora de "La Víctima tuvo la culpa" "Se lo buscó". No debemos permitir que sigan ocurriendo estos asesinatos. Una víctima ya es demasiado.

La Lucha por los Derechos y la Igualdad sigue. No piensen que ha terminado. Sigues siendo parte de la historia. Recuerda que cualquiera de nosotros puede llegar a ser víctima en cualquier momento. Esta situación nos incluye a todos, todas, todes.

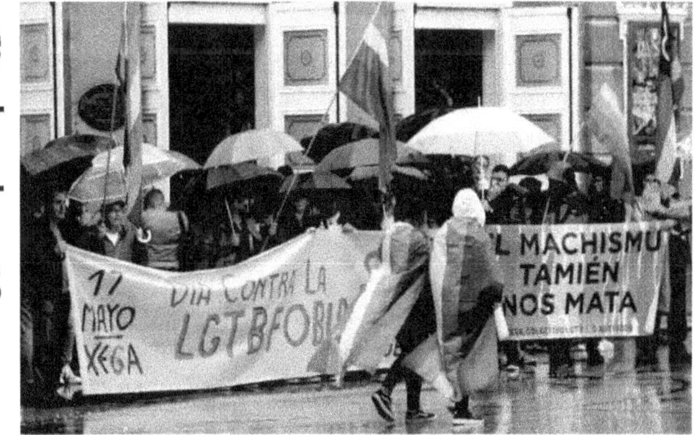

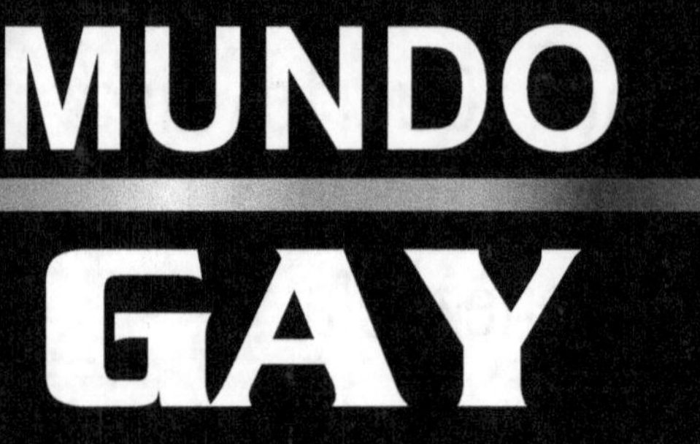

Está **Cerca de ti**

APROVECHAMOS ESTE ESPACIO PARA DECIRLES A TODOS NUESTROS LECTORES

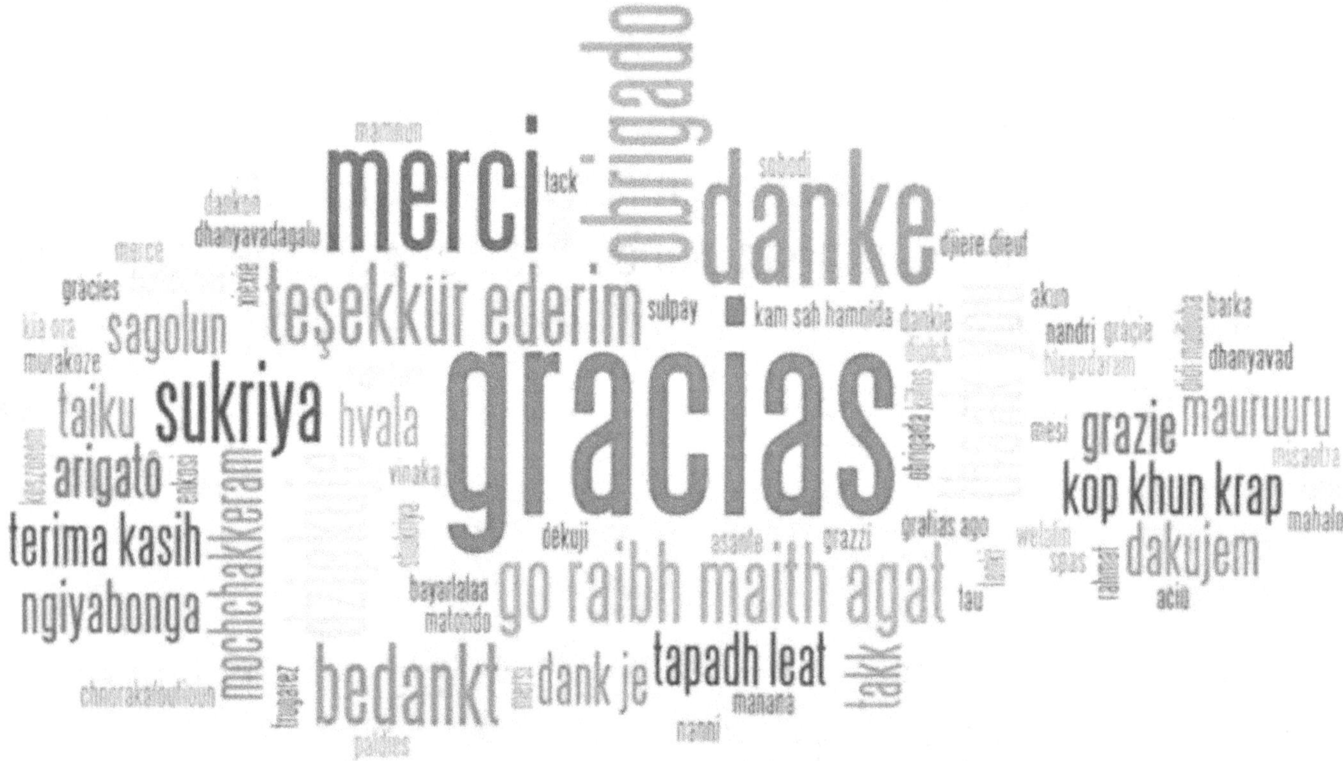

Muchas gracias por su apoyo, aportaciones, comentarios y sugerencias a:

CORREO ELECTRÓNICO:
mundogay.revista@gmail.com

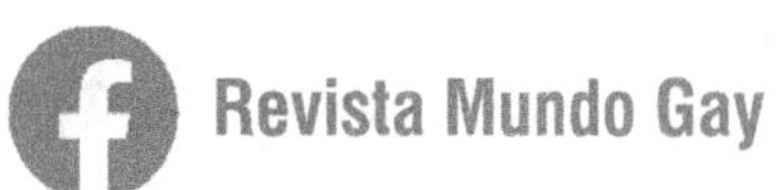 Revista Mundo Gay 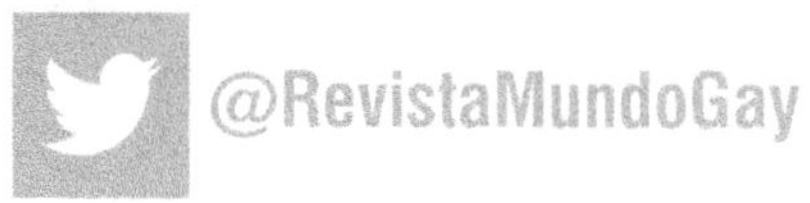 @RevistaMundoGay  revistamundogay

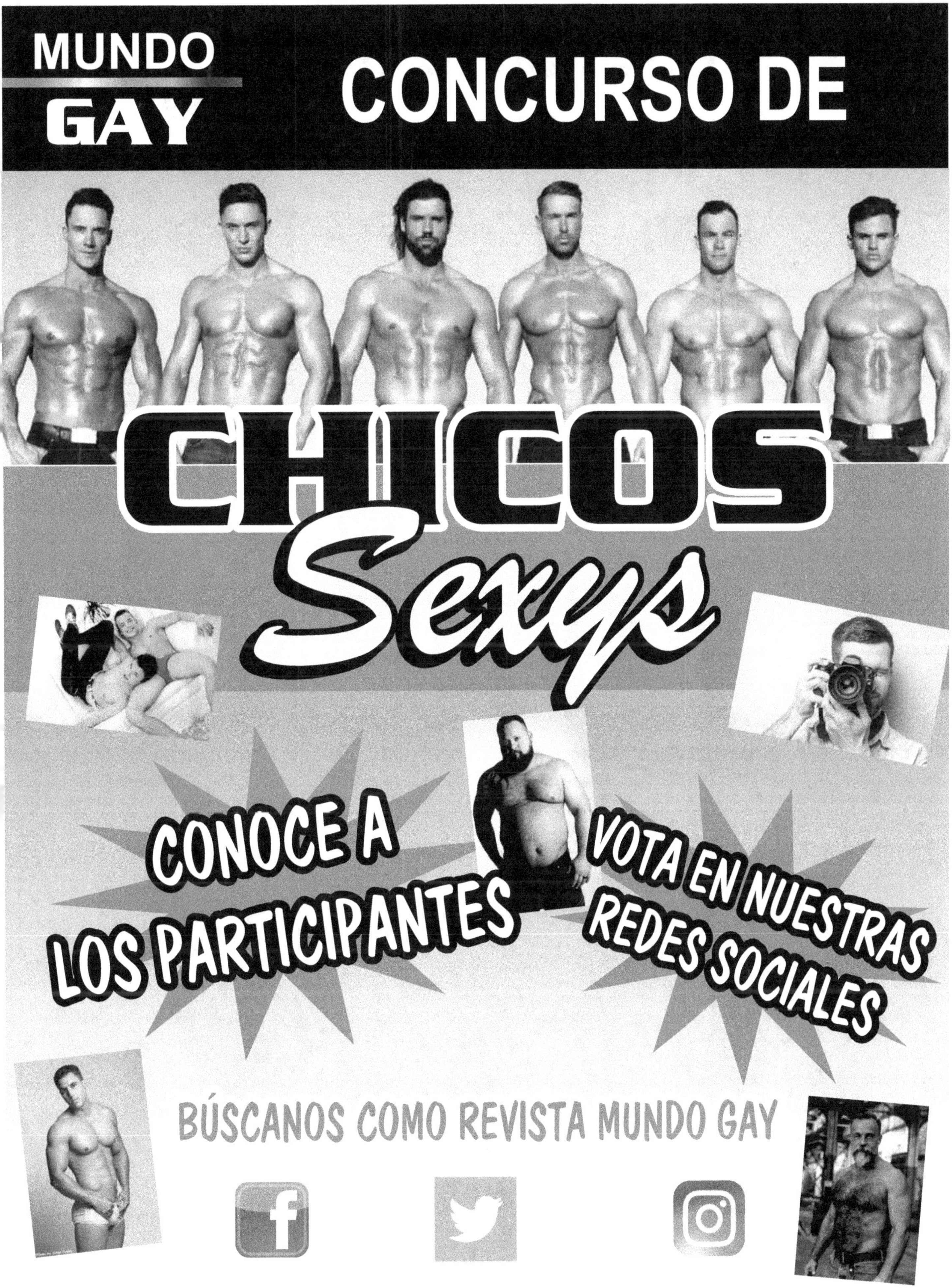

MUNDO
GAY
CONCURSO DE
CHICOS
Sexys
CONOCE A
LOS PARTICIPANTES
VOTA EN NUESTRAS
REDES SOCIALES
BÚSCANOS COMO REVISTA MUNDO GAY

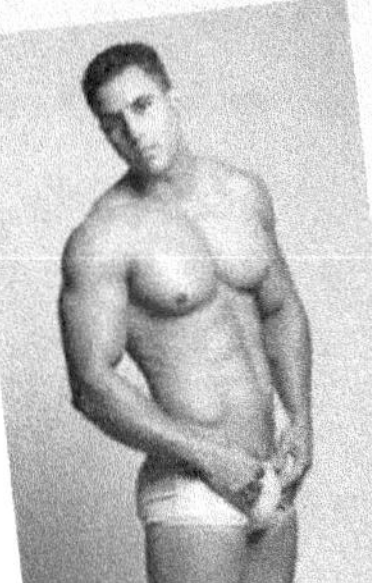
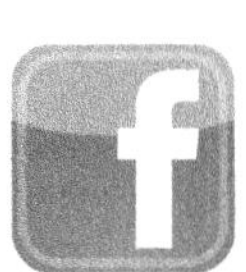
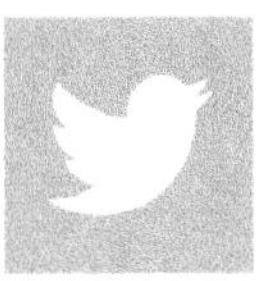

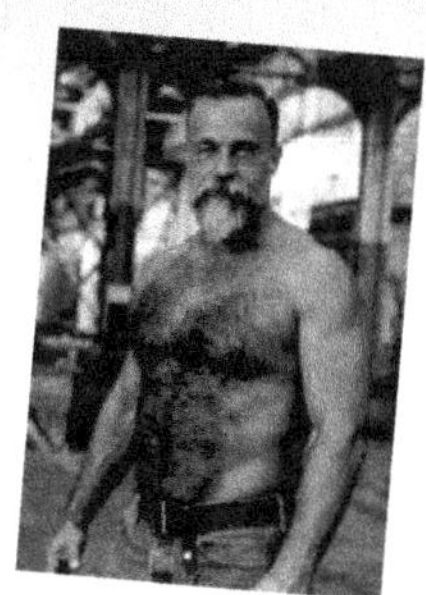

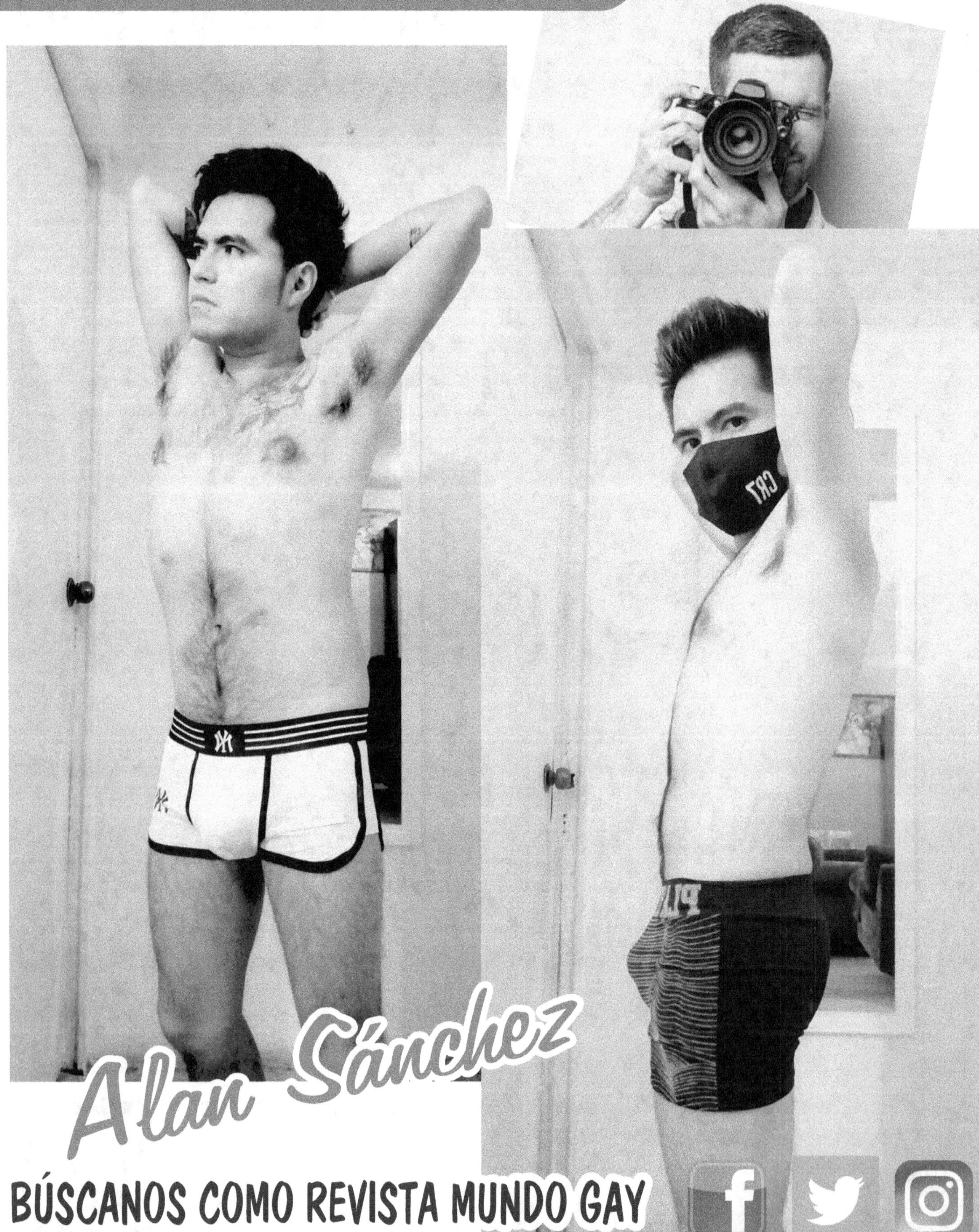

BÚSCANOS COMO REVISTA MUNDO GAY

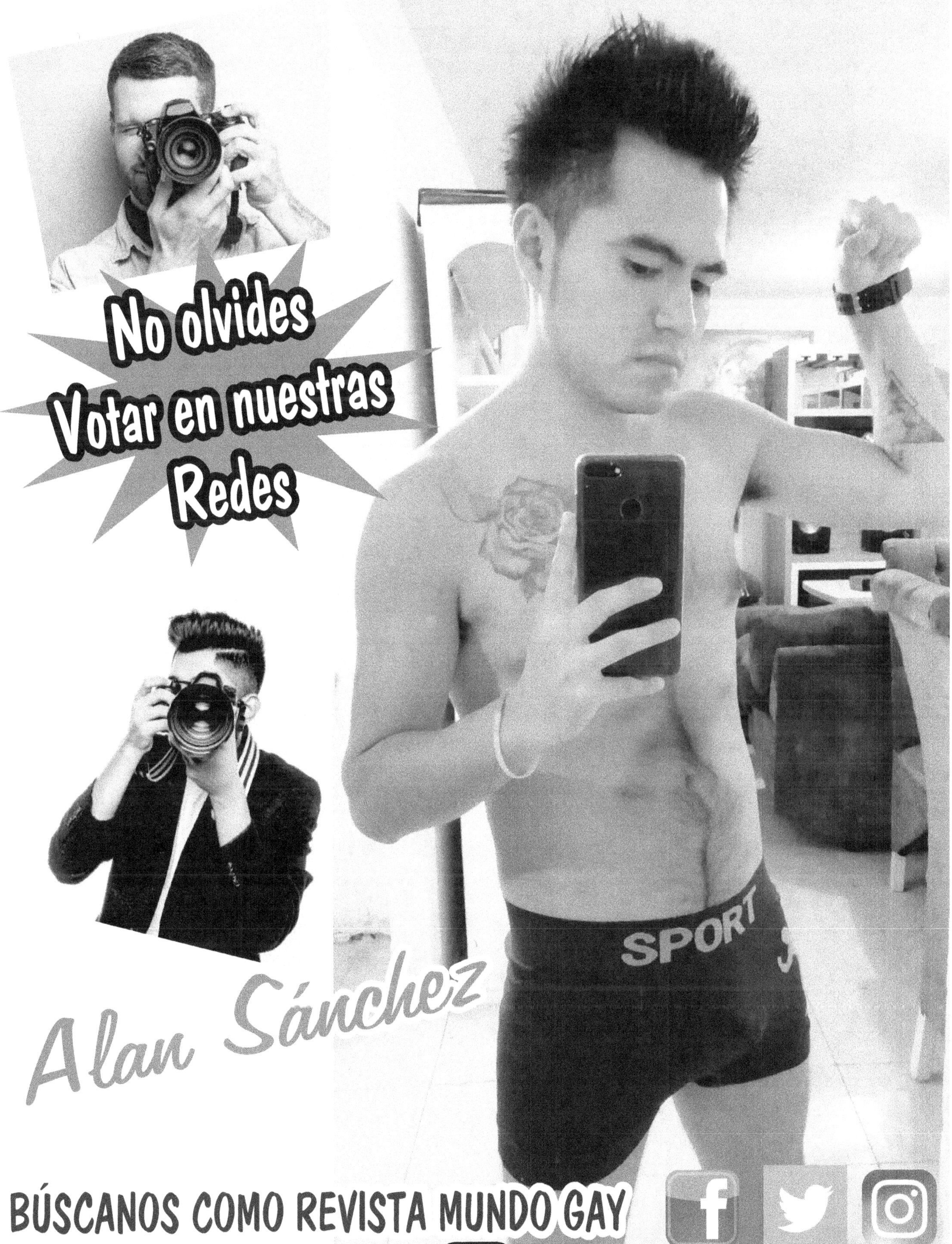

No olvides
Votar en nuestras
Redes
Alan Sánchez
BÚSCANOS COMO REVISTA MUNDO GAY
72

Conoce a los Participantes:

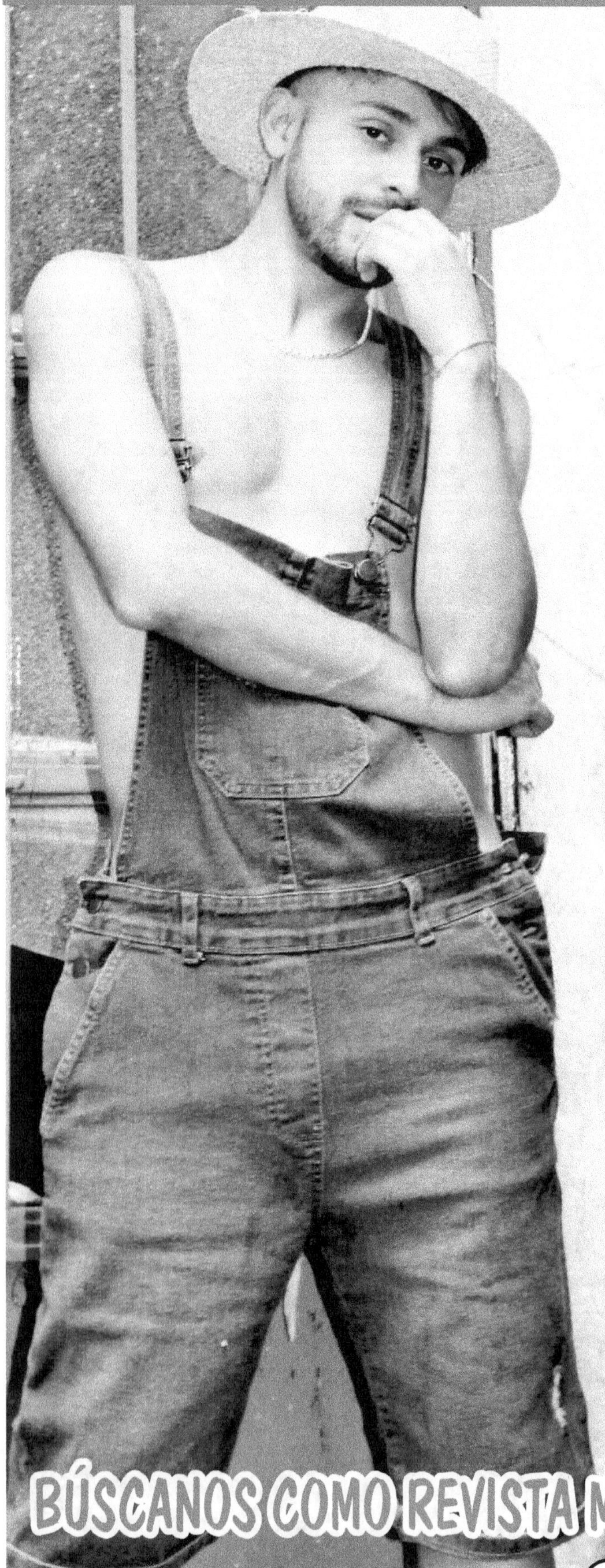

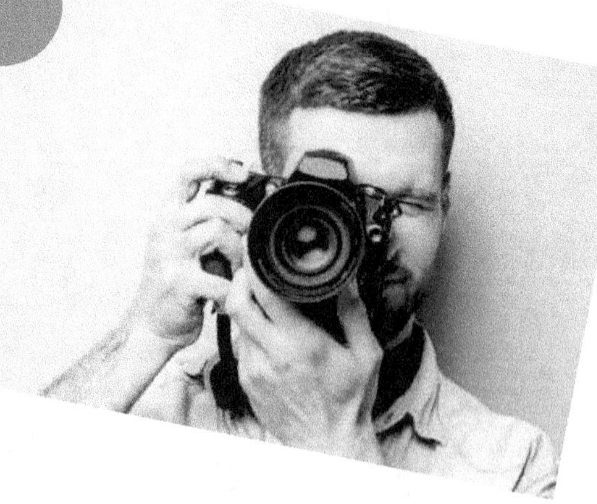

Mi nombre es Noah Dávila tengo 30 años soy Gay actor, bailarín e instructor de fitness. Pedagogo de profesión. Actualmente vivo en la CDMX. Deshinibido, Y ORGULLOSO DE MI CUERPO Y DE MI SEXUALIDAD ya que me gusta disfrutar de ella. Me encantaría participar en el calendario o hasta tener oportunidad de andar en la portada. Sería algo muy chevere y nuevo para mi.

Noah Dávila

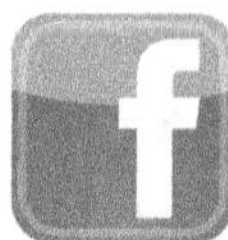

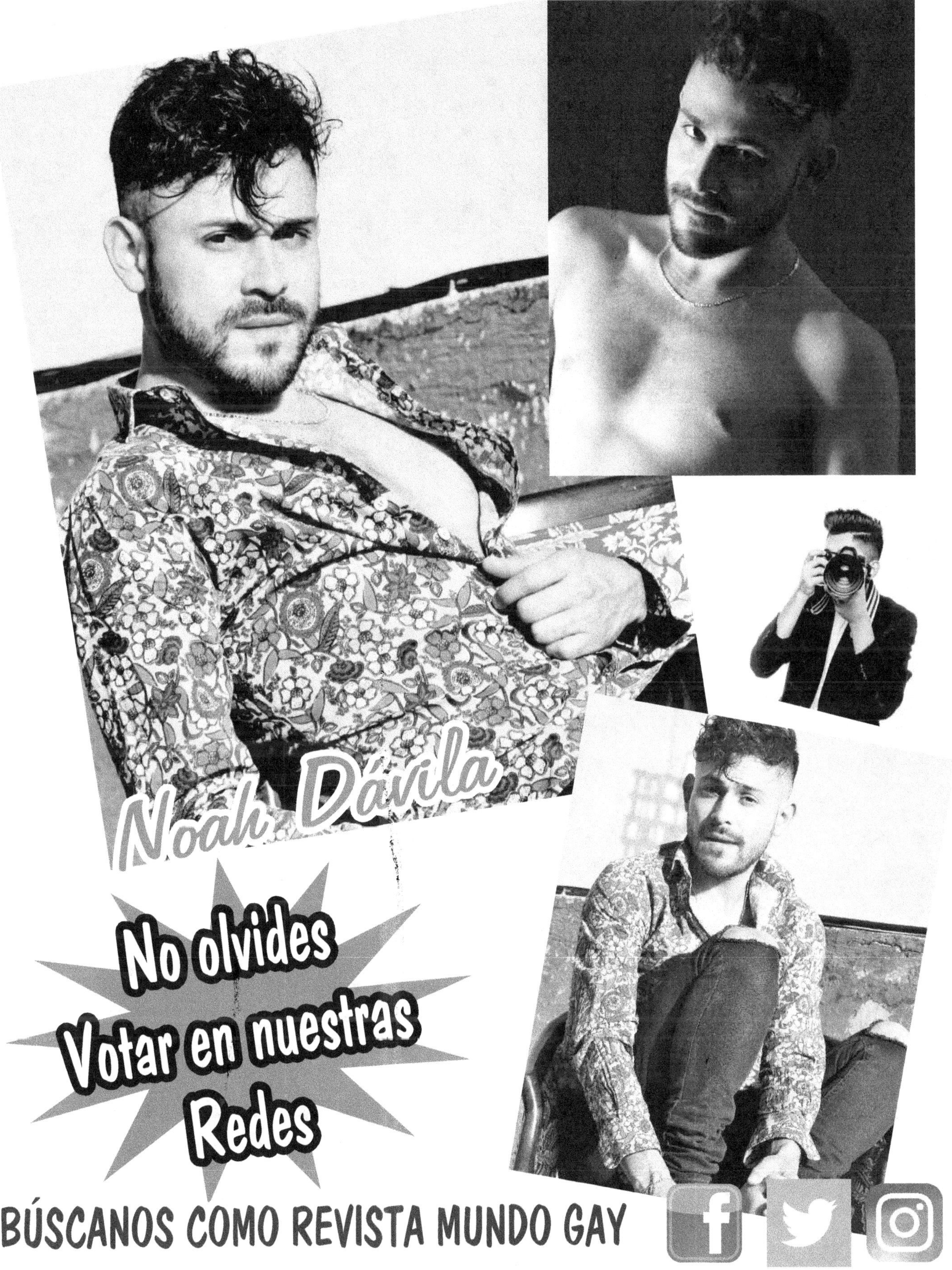

Noah Dávila
No olvides Votar en nuestras Redes
BÚSCANOS COMO REVISTA MUNDO GAY

BÚSCANOS COMO REVISTA MUNDO GAY

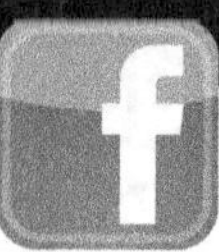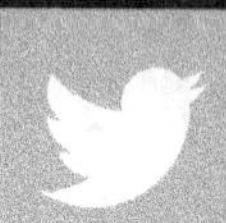

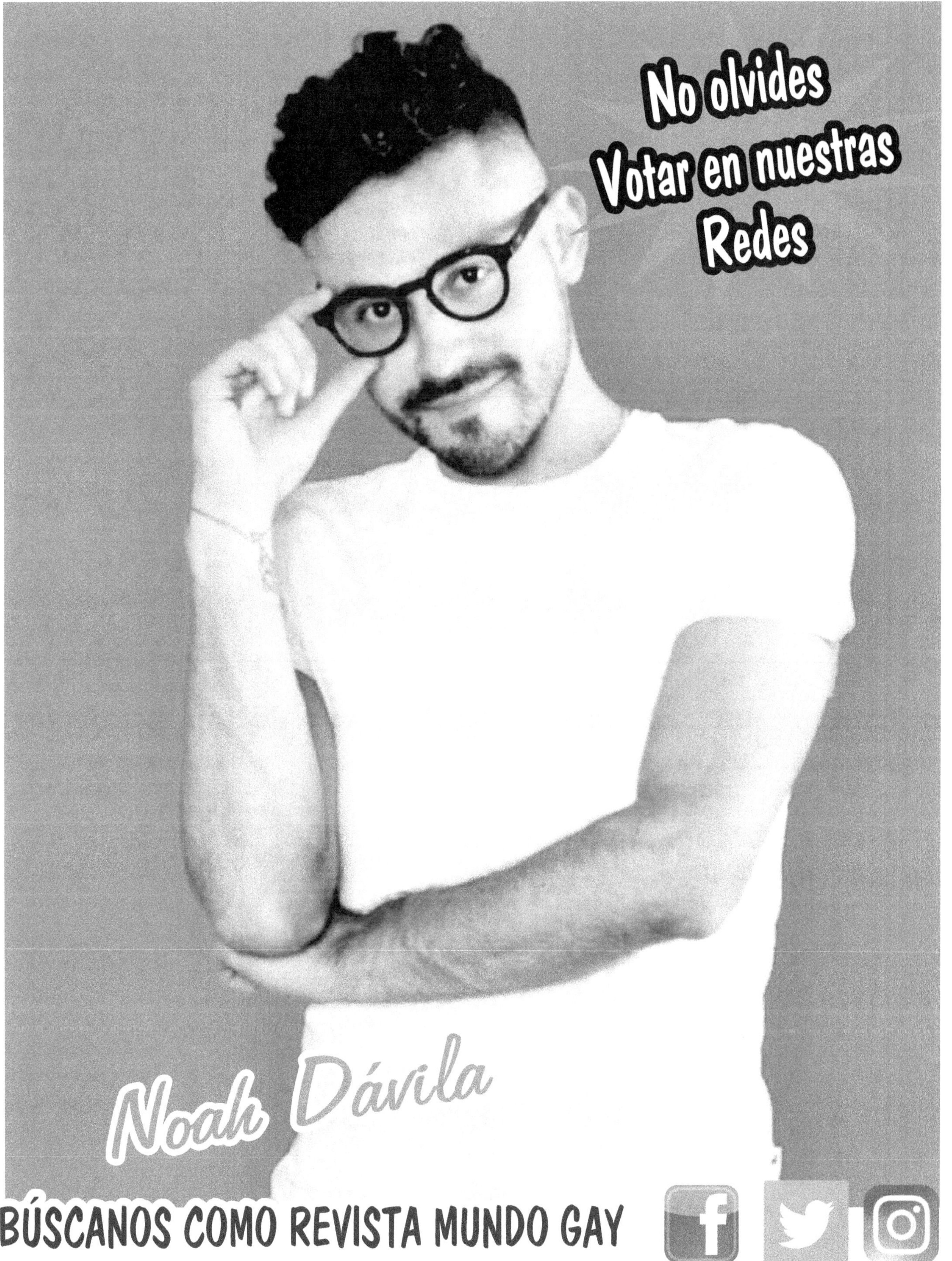

No olvides
Votar en nuestras
Redes
Noah Dávila
BÚSCANOS COMO REVISTA MUNDO GAY

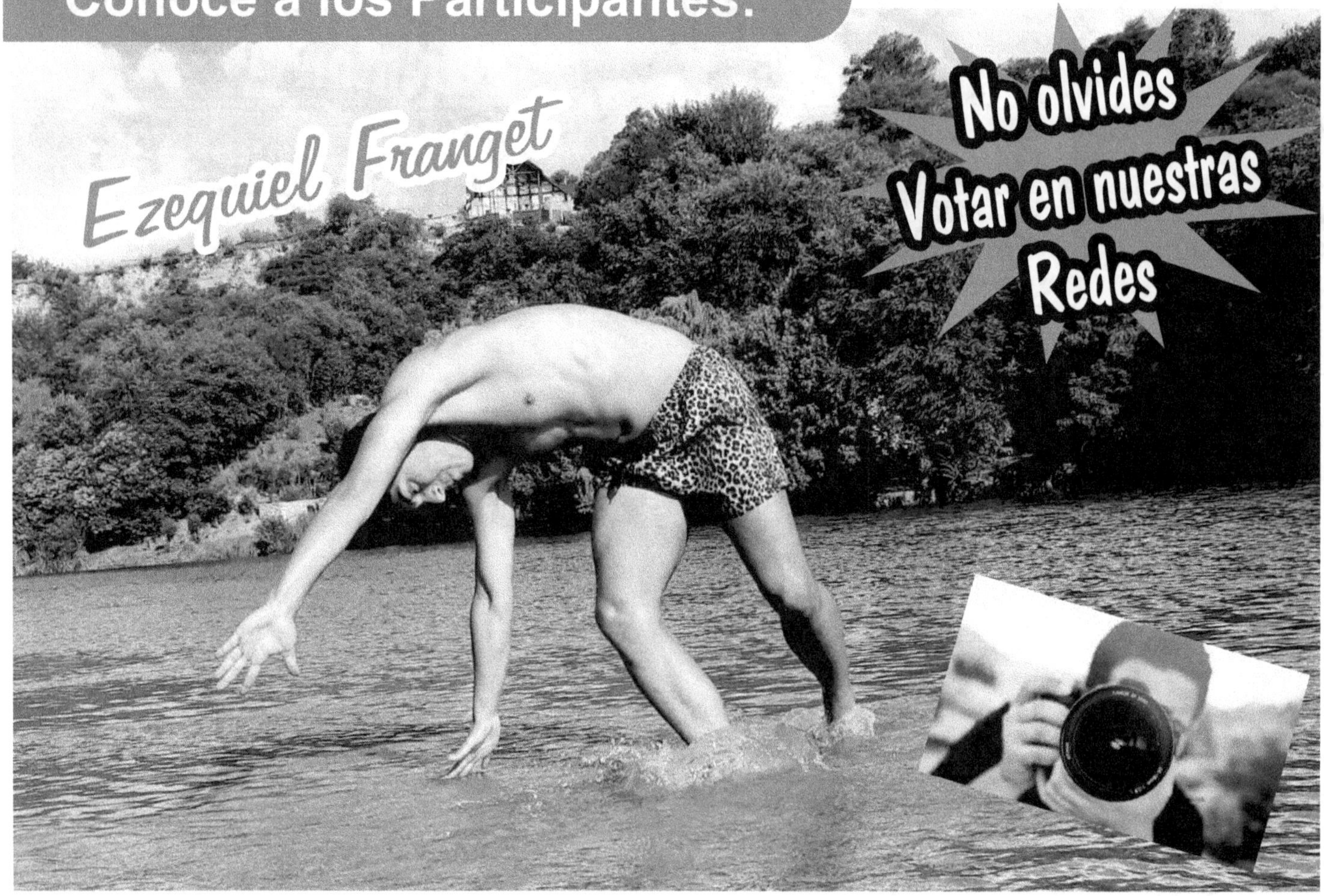

Mi Nombre es Ezequiel Franget, tengo 20 años, soy de Argentina, Córdoba

Estudio psicología, cursando primer año. Es mi segunda carrera que realizo

Me defino una persona carismatica, super sociable, extrovertido, con una dosis de creatividad

Amo el deporte, salir a escalar montañas, jugar al hockey y pasar tiempo con mi familia, leer sobre psicoanálisis y estar en contacto con la naturaleza

BÚSCANOS COMO REVISTA MUNDO GAY

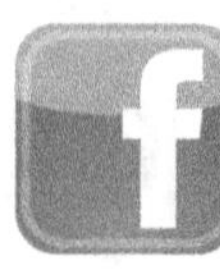  

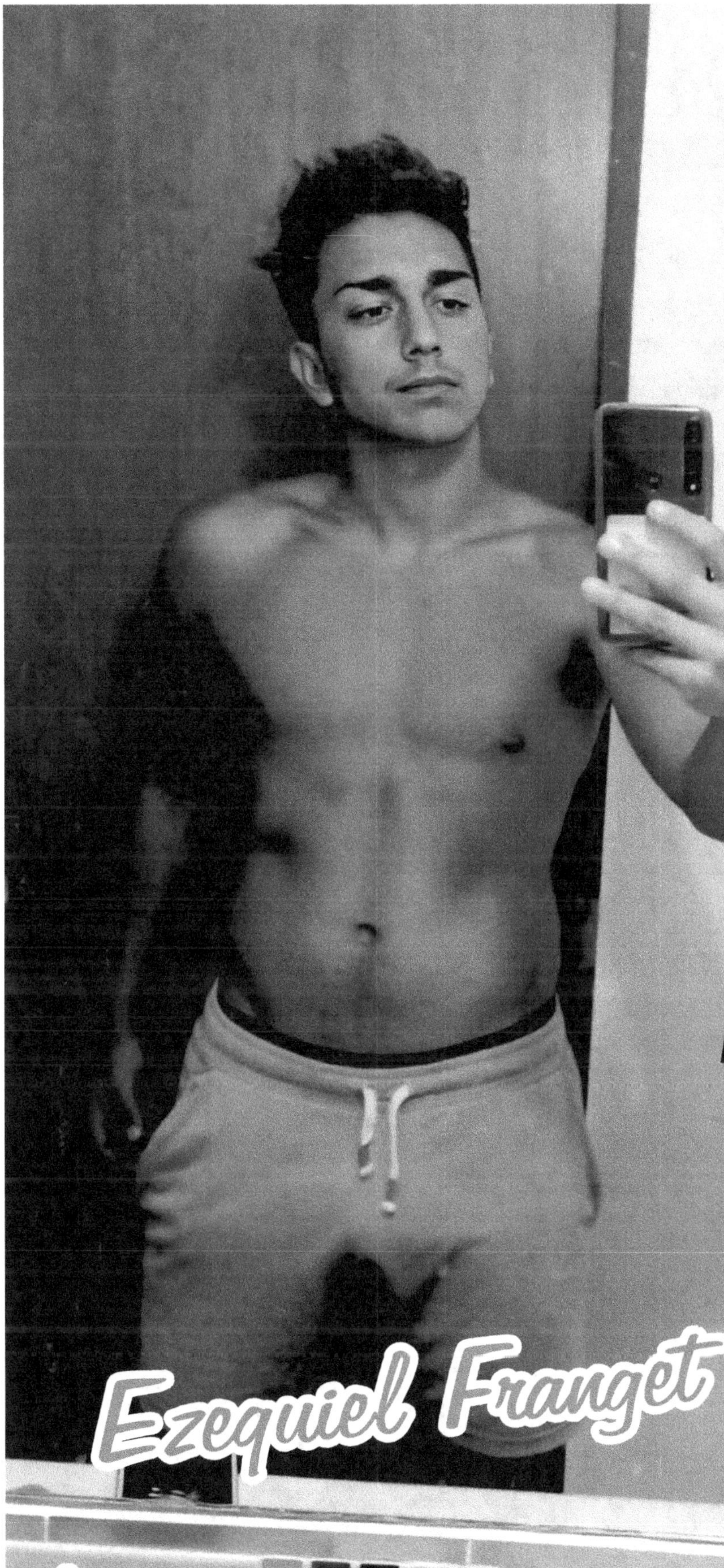

Ezequiel Franget

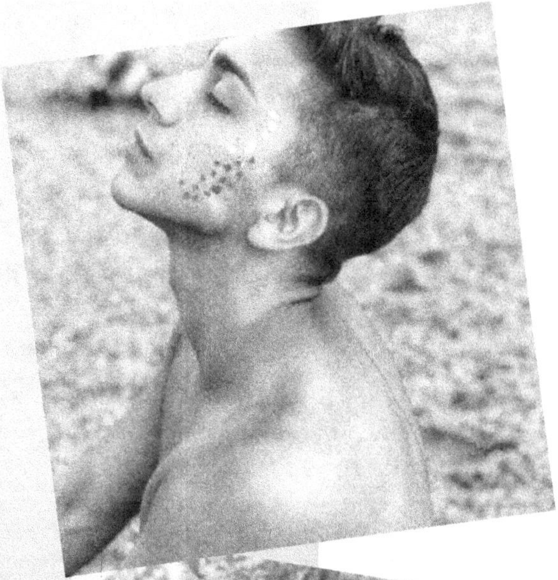

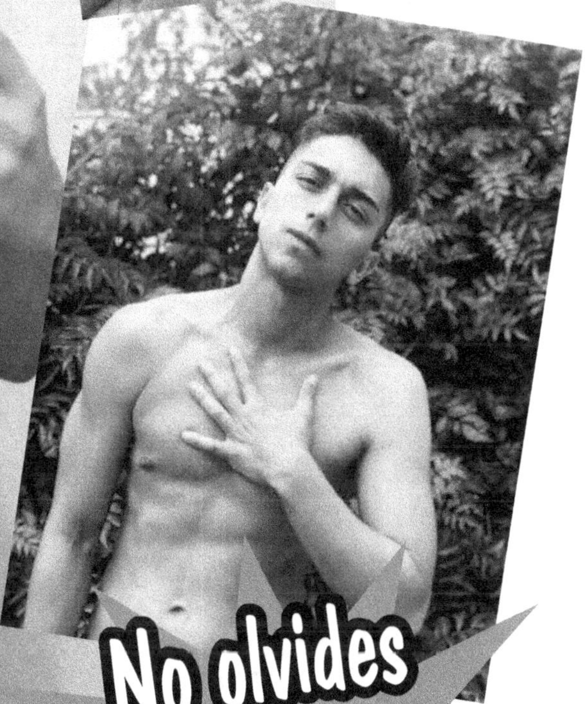

No olvides
Votar en nuestras
Redes

BÚSCANOS COMO REVISTA MUNDO GAY

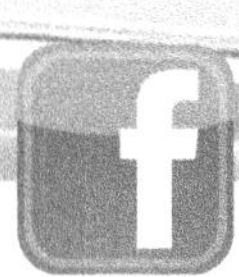
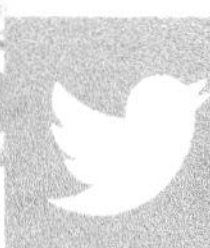

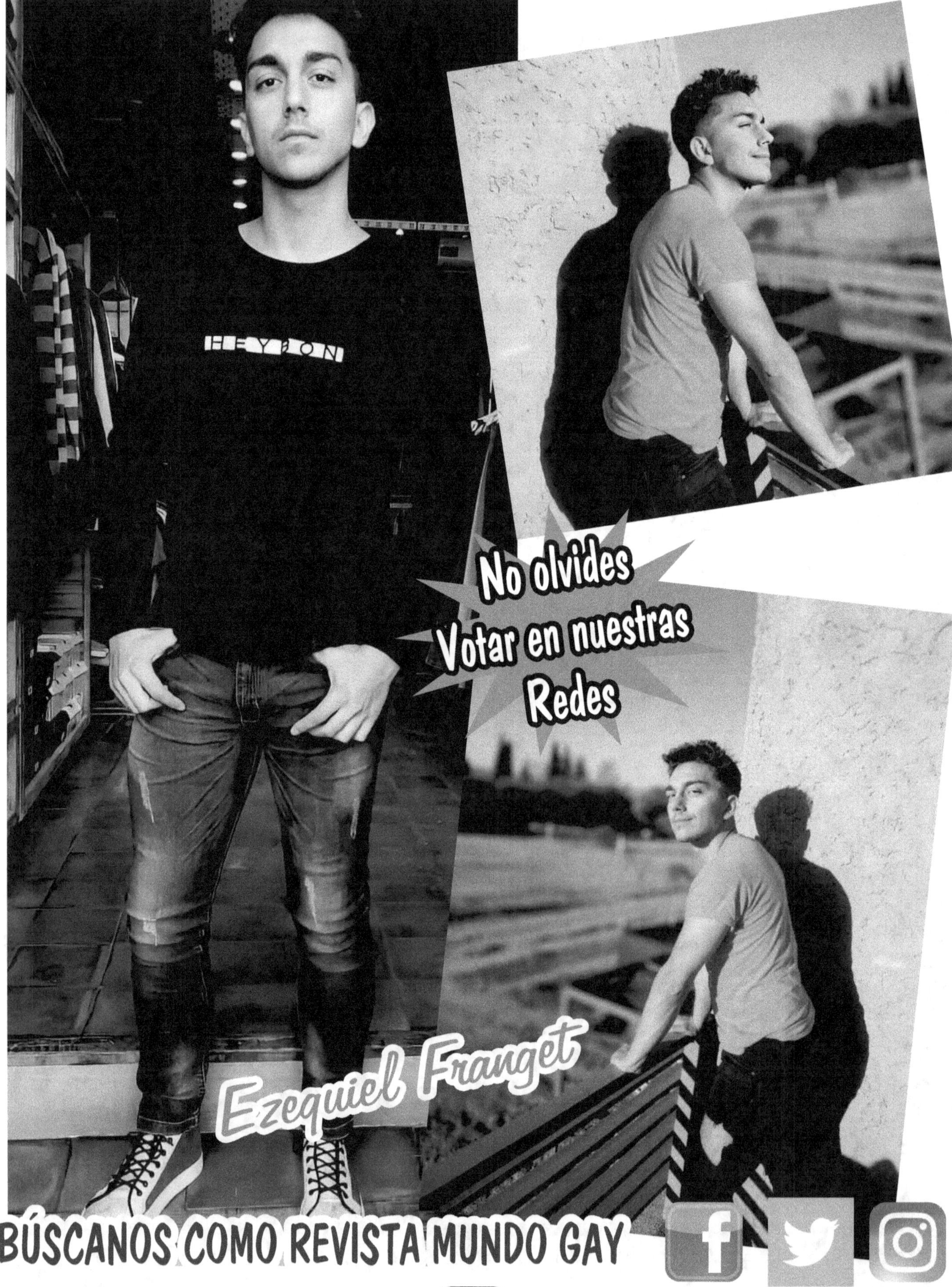

No olvides
Votar en nuestras
Redes
Ezequiel Franget
BÚSCANOS COMO REVISTA MUNDO GAY

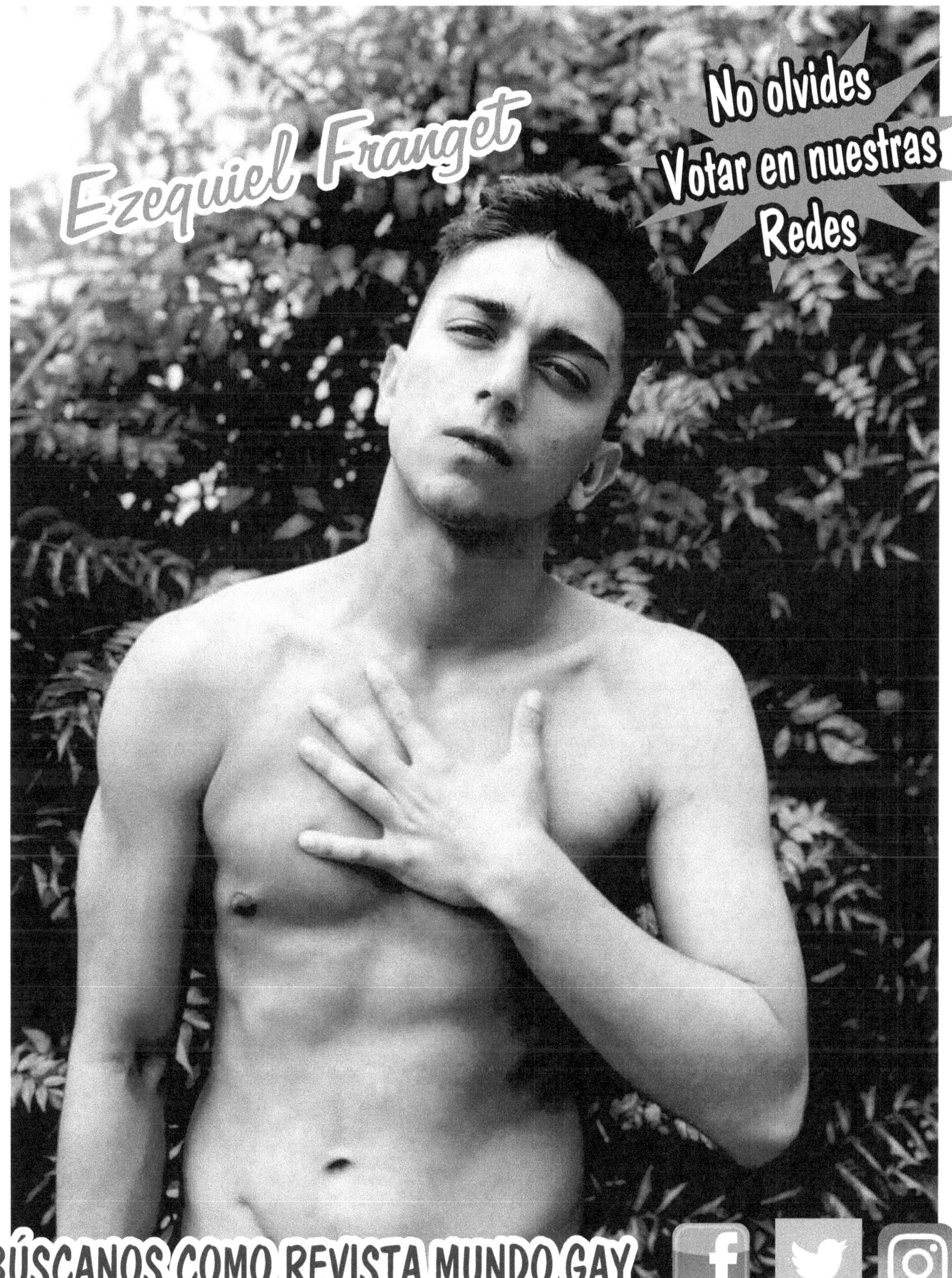

Ezequiel Franget
No olvides Votar en nuestras Redes
BÚSCANOS COMO REVISTA MUNDO.GAY

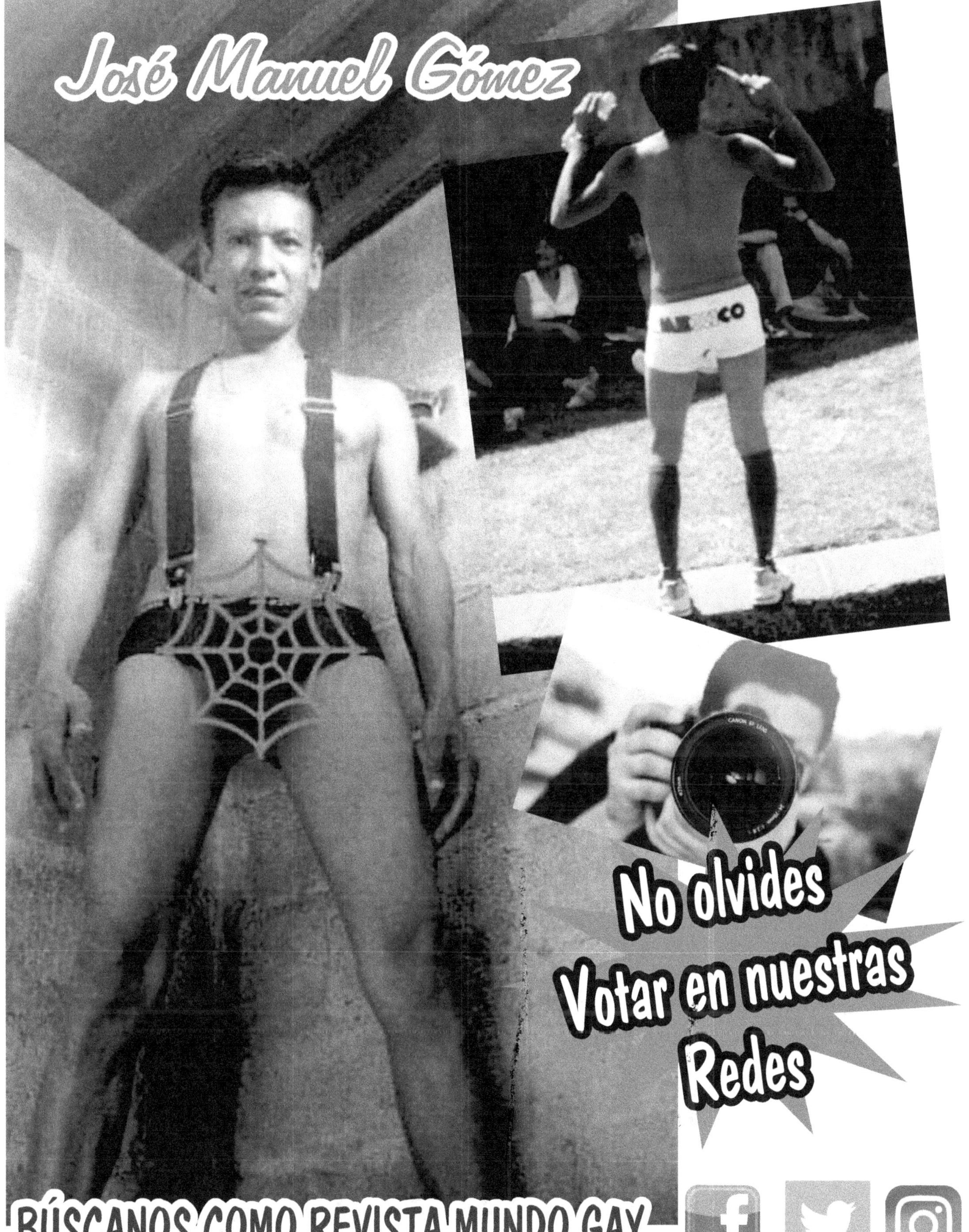

José Manuel Gómez
No olvides
Votar en nuestras
Redes
BÚSCANOS COMO REVISTA MUNDO GAY
82

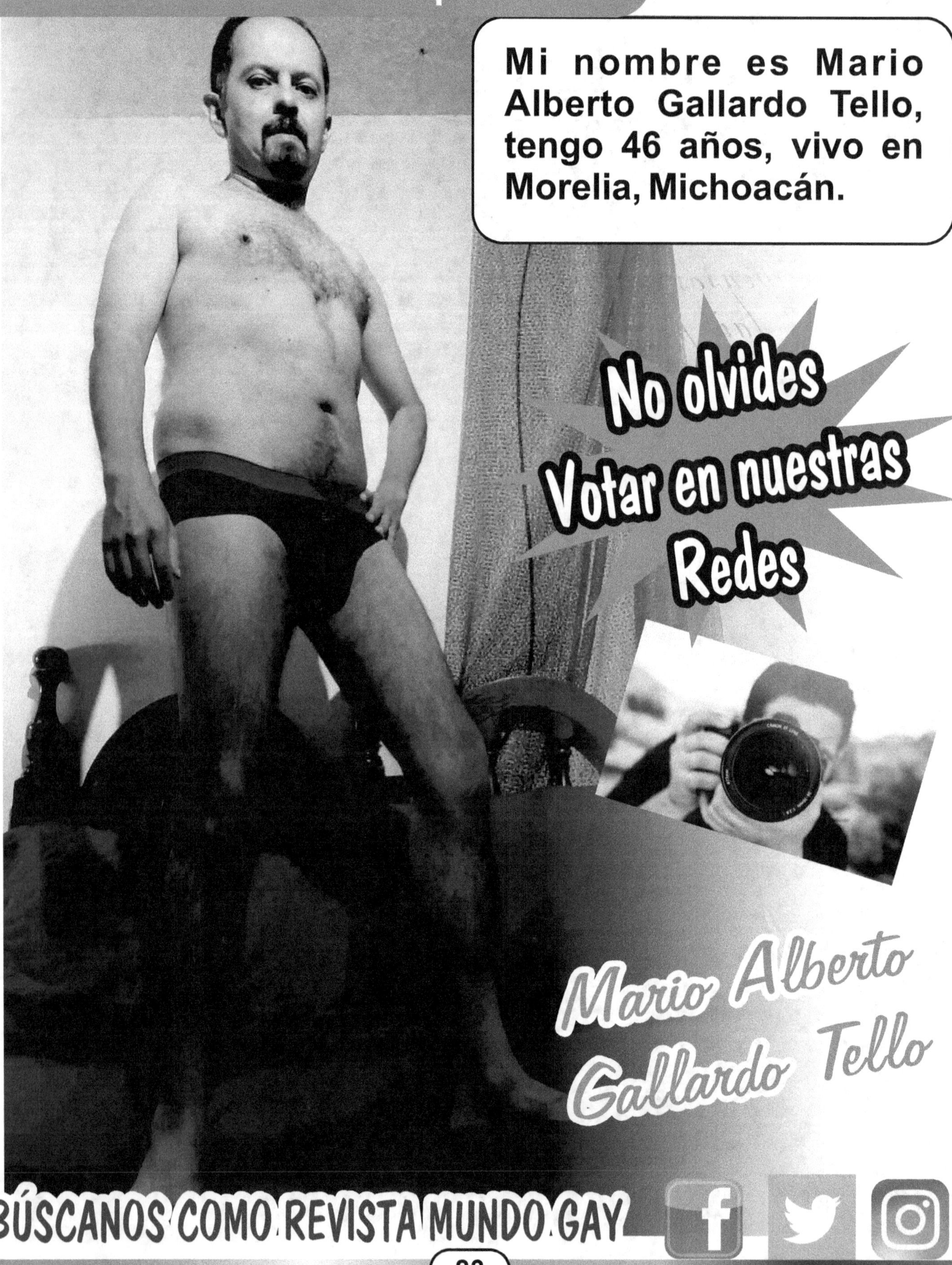
Mi nombre es Mario Alberto Gallardo Tello, tengo 46 años, vivo en Morelia, Michoacán.
No olvides Votar en nuestras Redes
Mario Alberto Gallardo Tello
BÚSCANOS COMO REVISTA MUNDO GAY

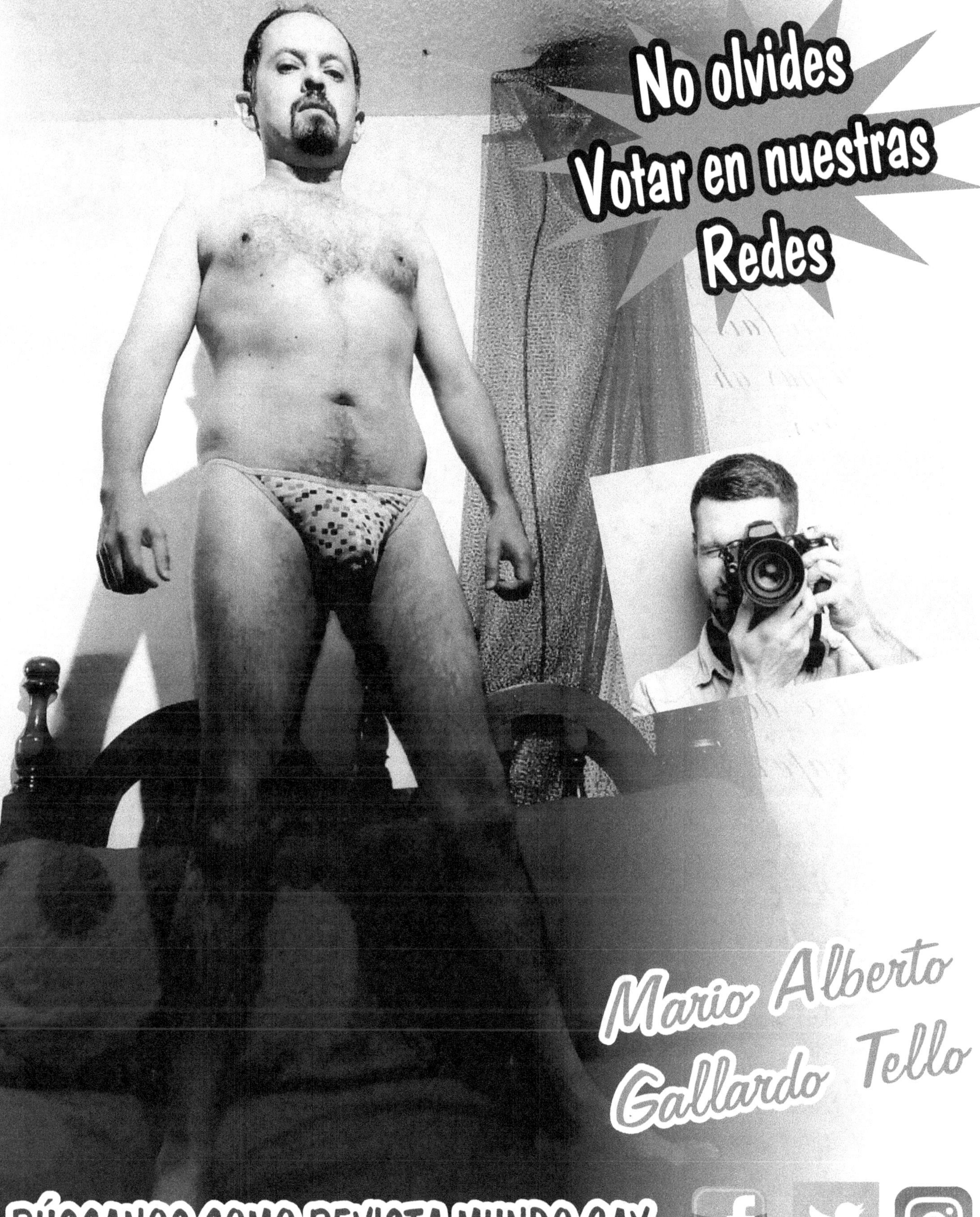

No olvides
Votar en nuestras
Redes
Mario Alberto
Gallardo Tello
BÚSCANOS COMO REVISTA MUNDO GAY

Mario Alberto Gallardo Tello

BÚSCANOS COMO REVISTA MUNDO GAY

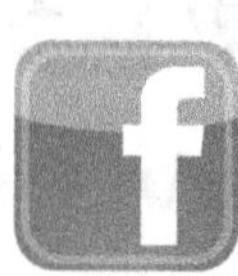

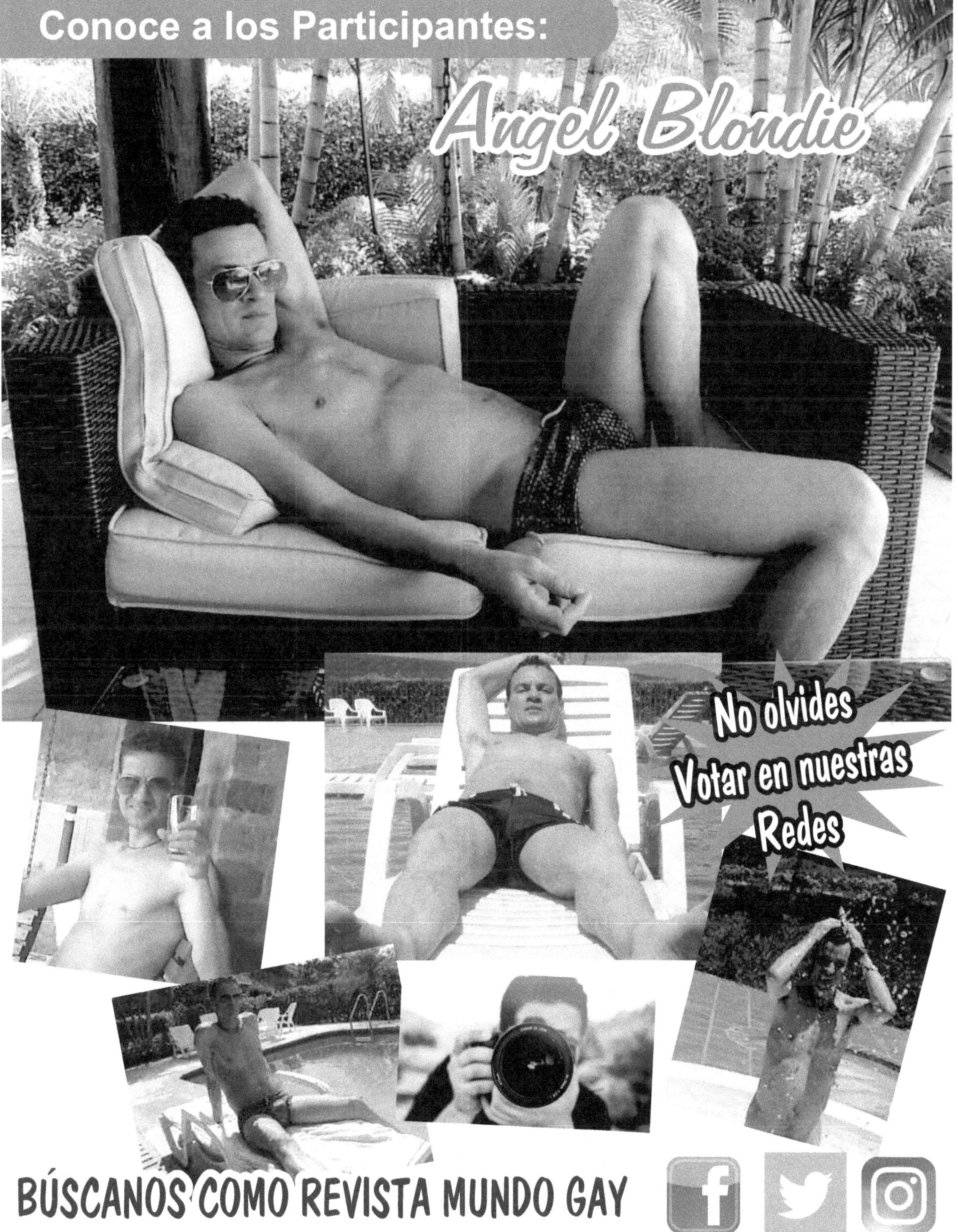

BÚSCANOS COMO REVISTA MUNDO GAY

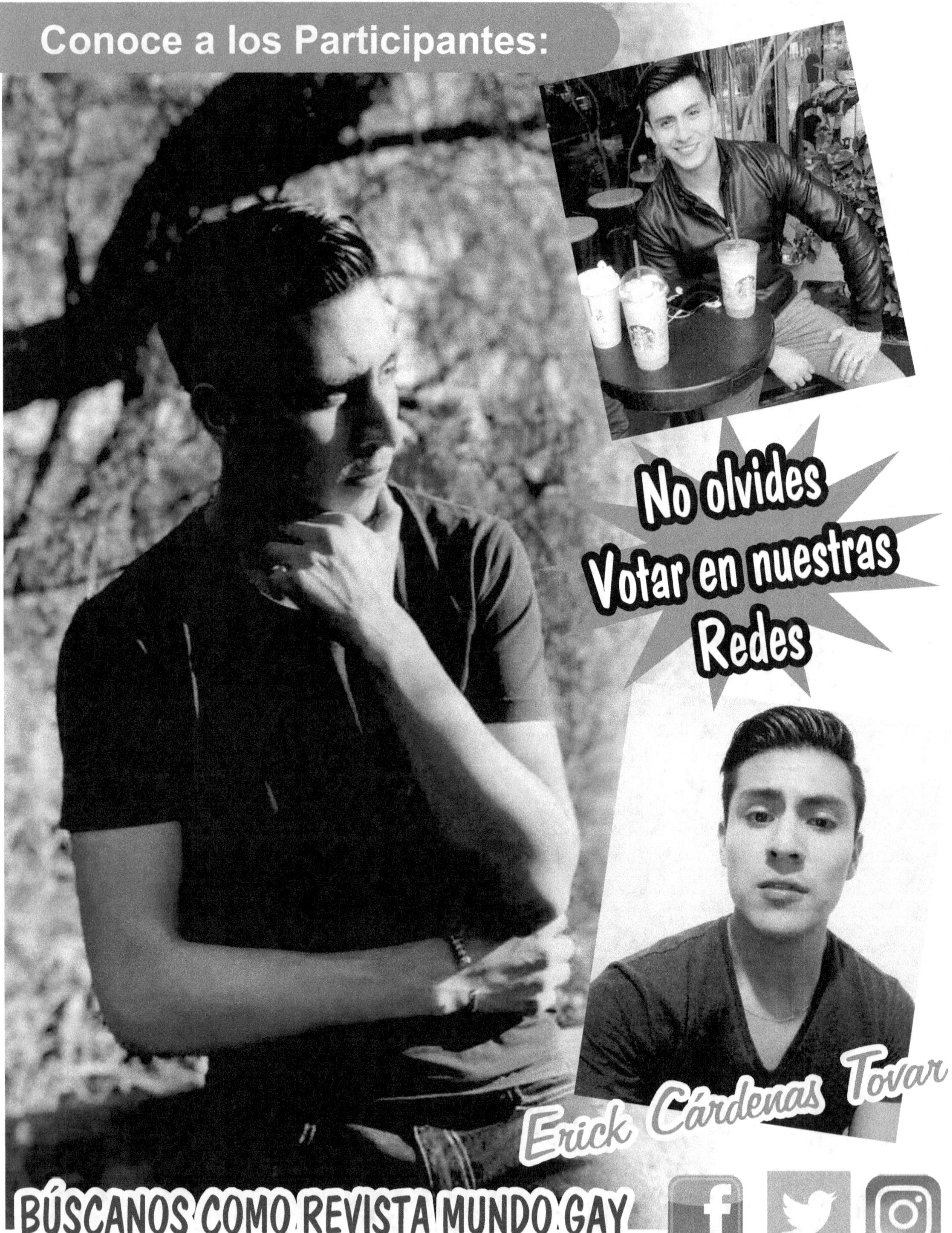

Conoce a los Participantes:
No olvides
Votar en nuestras
Redes
Erick Cárdenas Tovar
BÚSCANOS COMO REVISTA MUNDO GAY
87

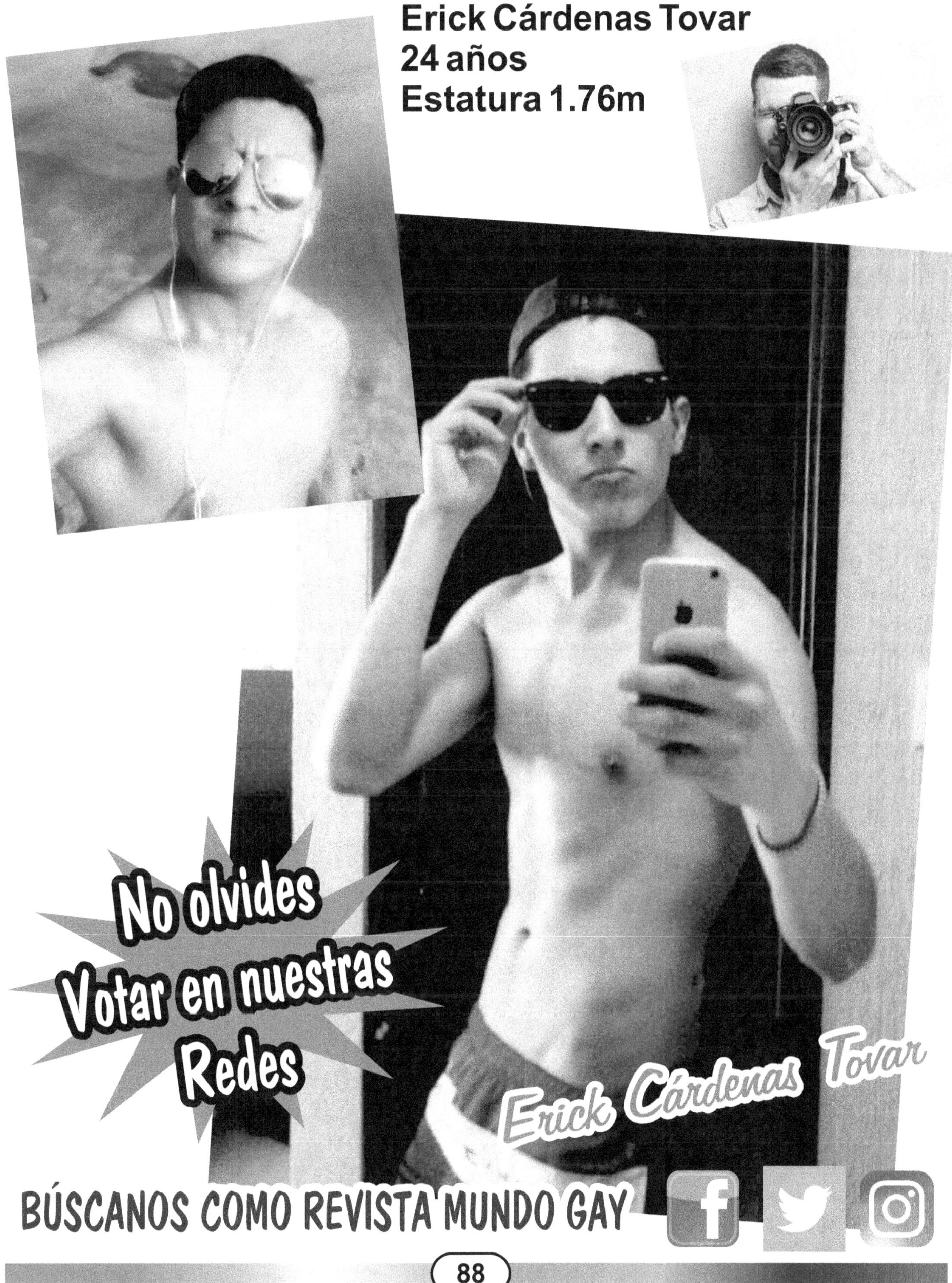

Erick Cárdenas Tovar
24 años
Estatura 1.76m
No olvides Votar en nuestras Redes
Erick Cárdenas Tovar
BÚSCANOS COMO REVISTA MUNDO GAY

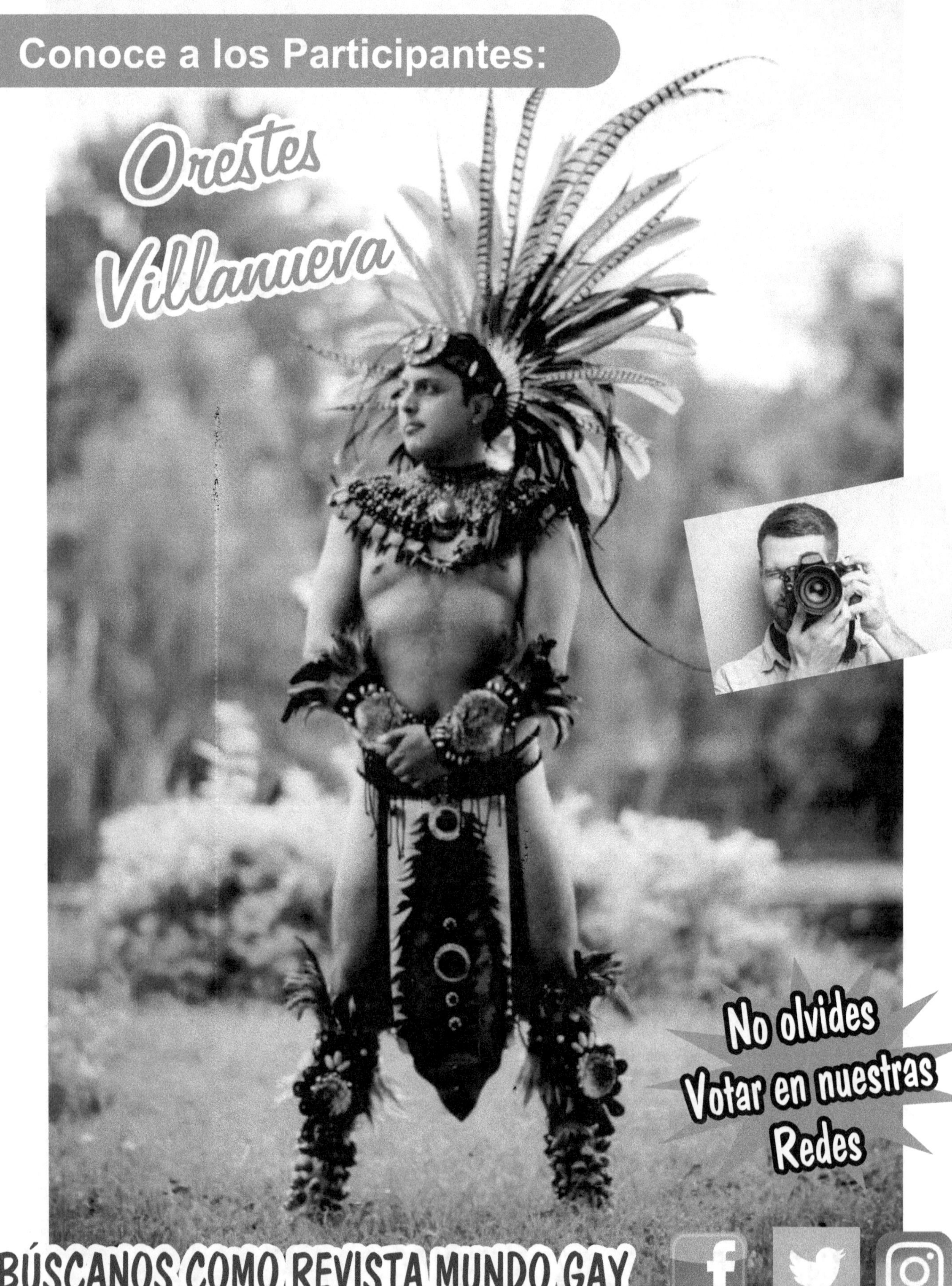

Conoce a los Participantes:
Orestes Villanueva
No olvides Votar en nuestras Redes
BÚSCANOS COMO REVISTA MUNDO GAY

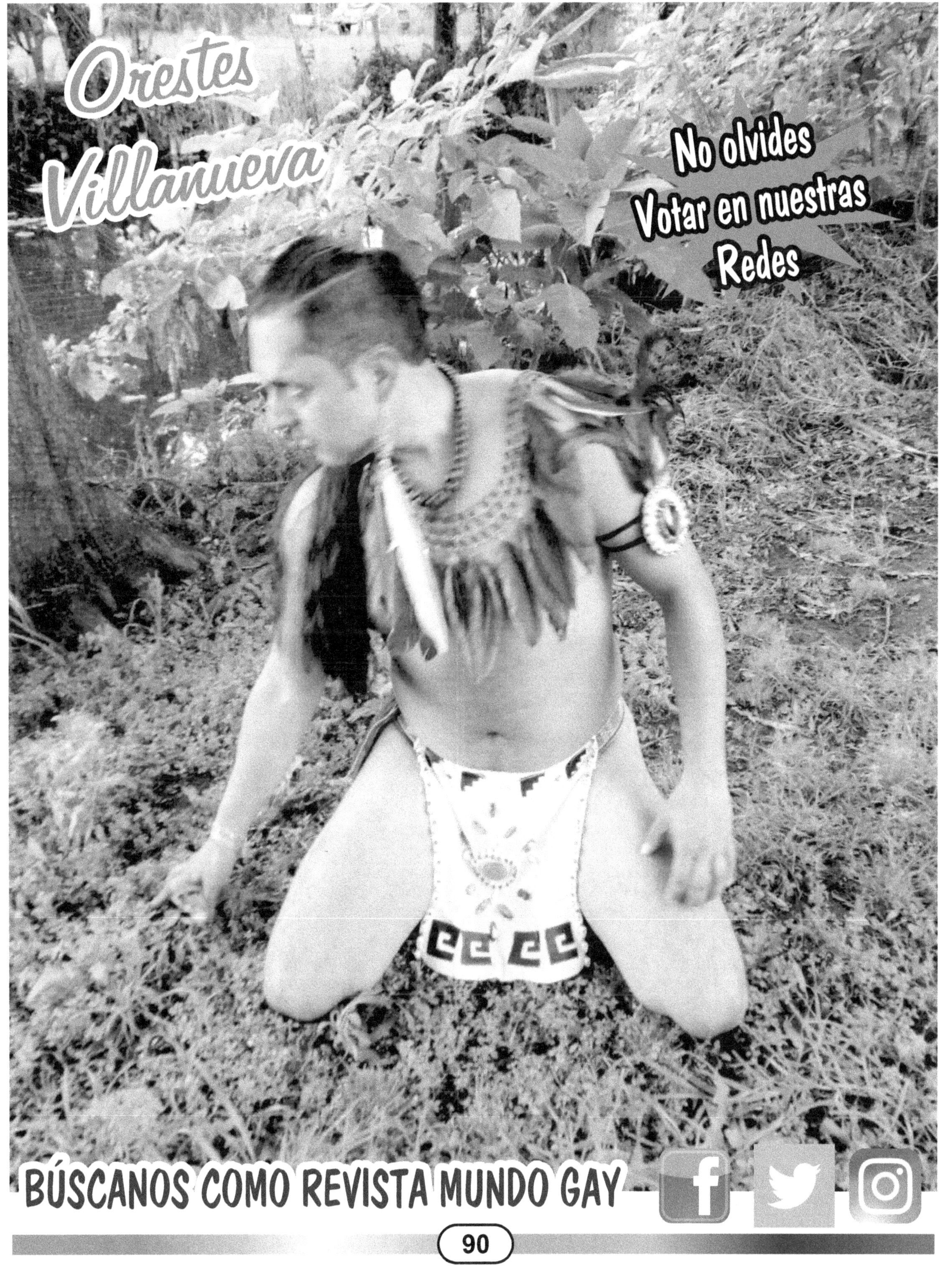

Orestes
Villanueva
No olvides
Votar en nuestras
Redes
BÚSCANOS COMO REVISTA MUNDO GAY

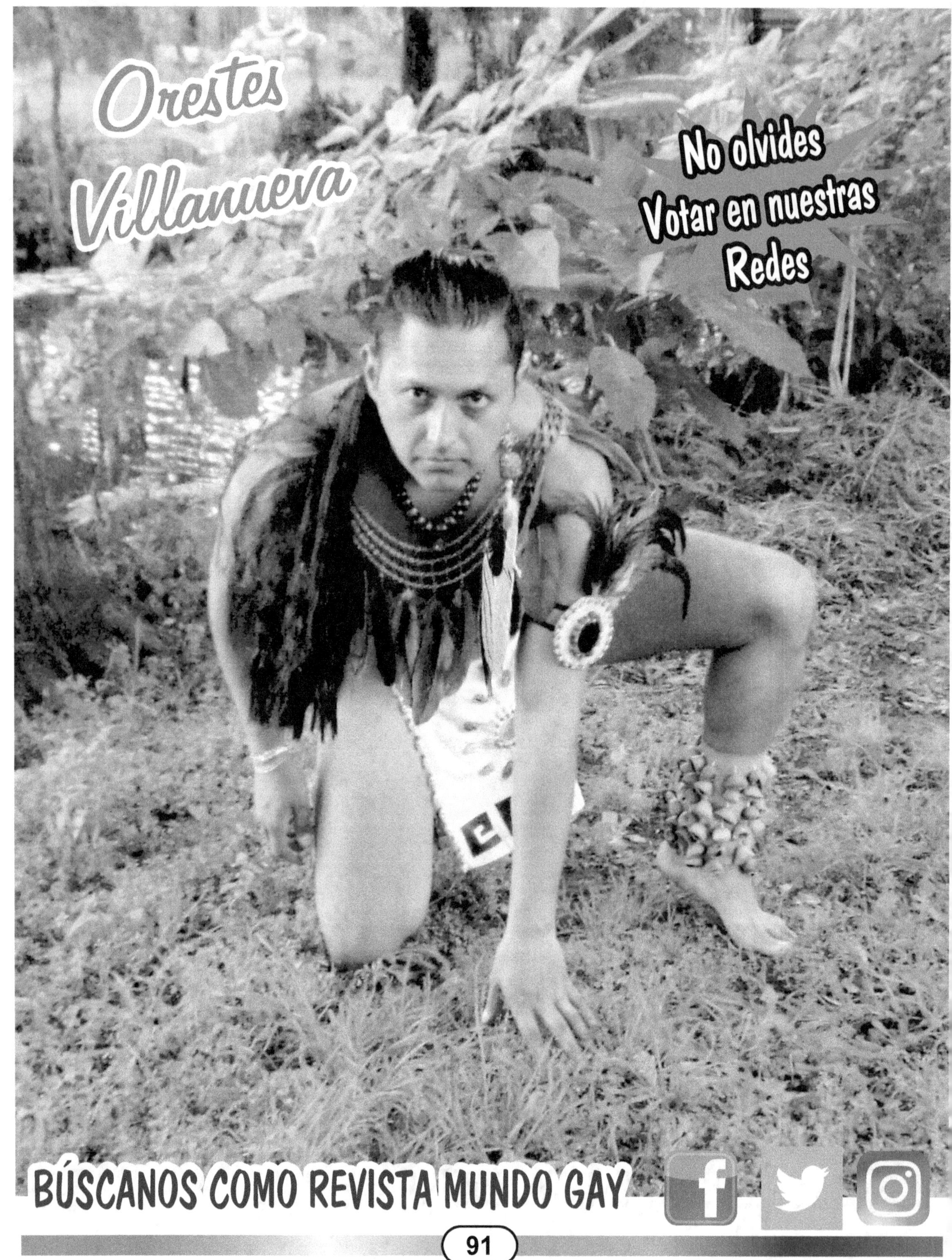

Orestes
Villanueva
No olvides
Votar en nuestras
Redes
BÚSCANOS COMO REVISTA MUNDO GAY
91

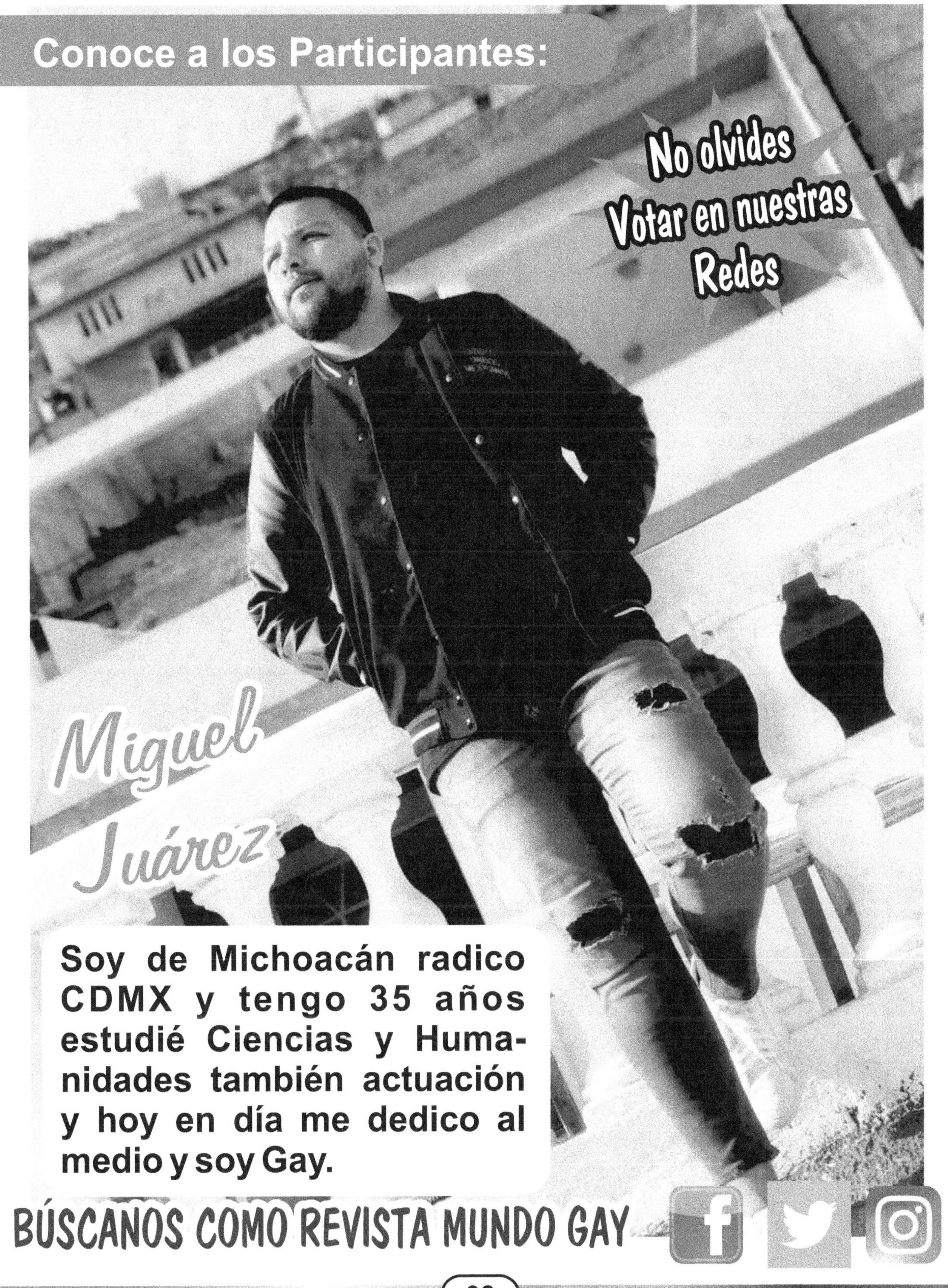

BÚSCANOS COMO REVISTA MUNDO GAY

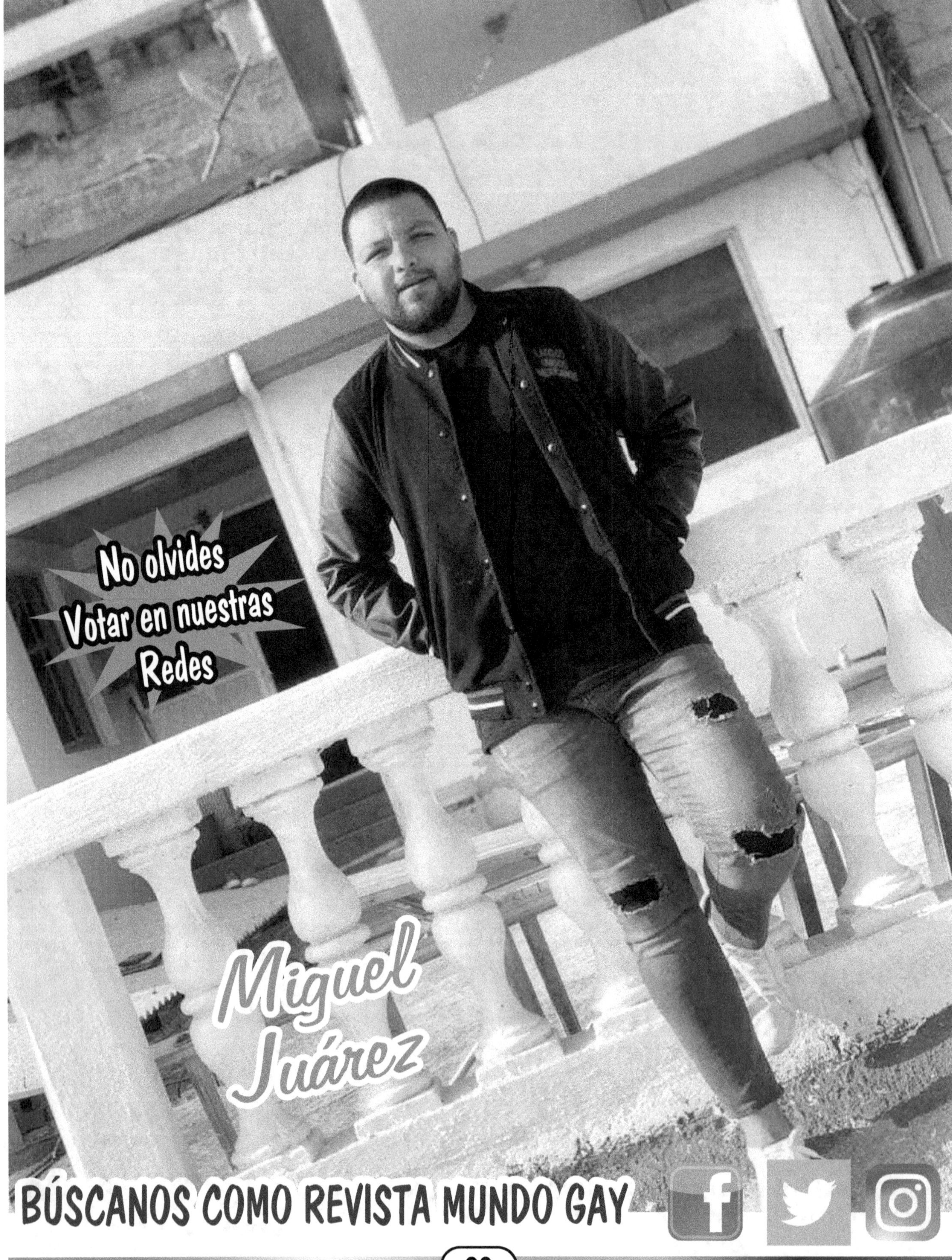

No olvides
Votar en nuestras
Redes
Miguel
Juárez
BÚSCANOS COMO REVISTA MUNDO GAY

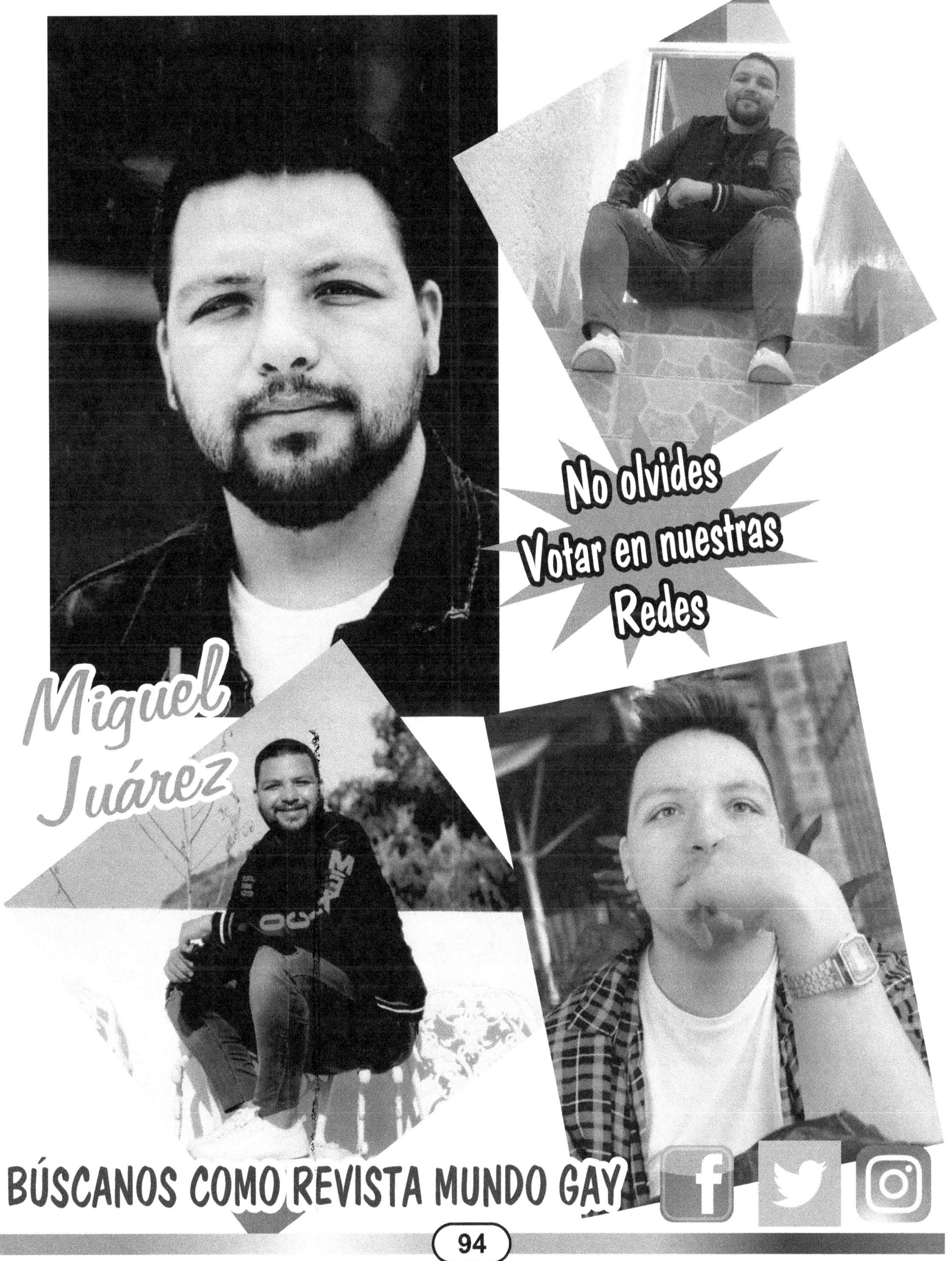

No olvides
Votar en nuestras
Redes
Miguel
Juárez
BÚSCANOS COMO REVISTA MUNDO GAY
94

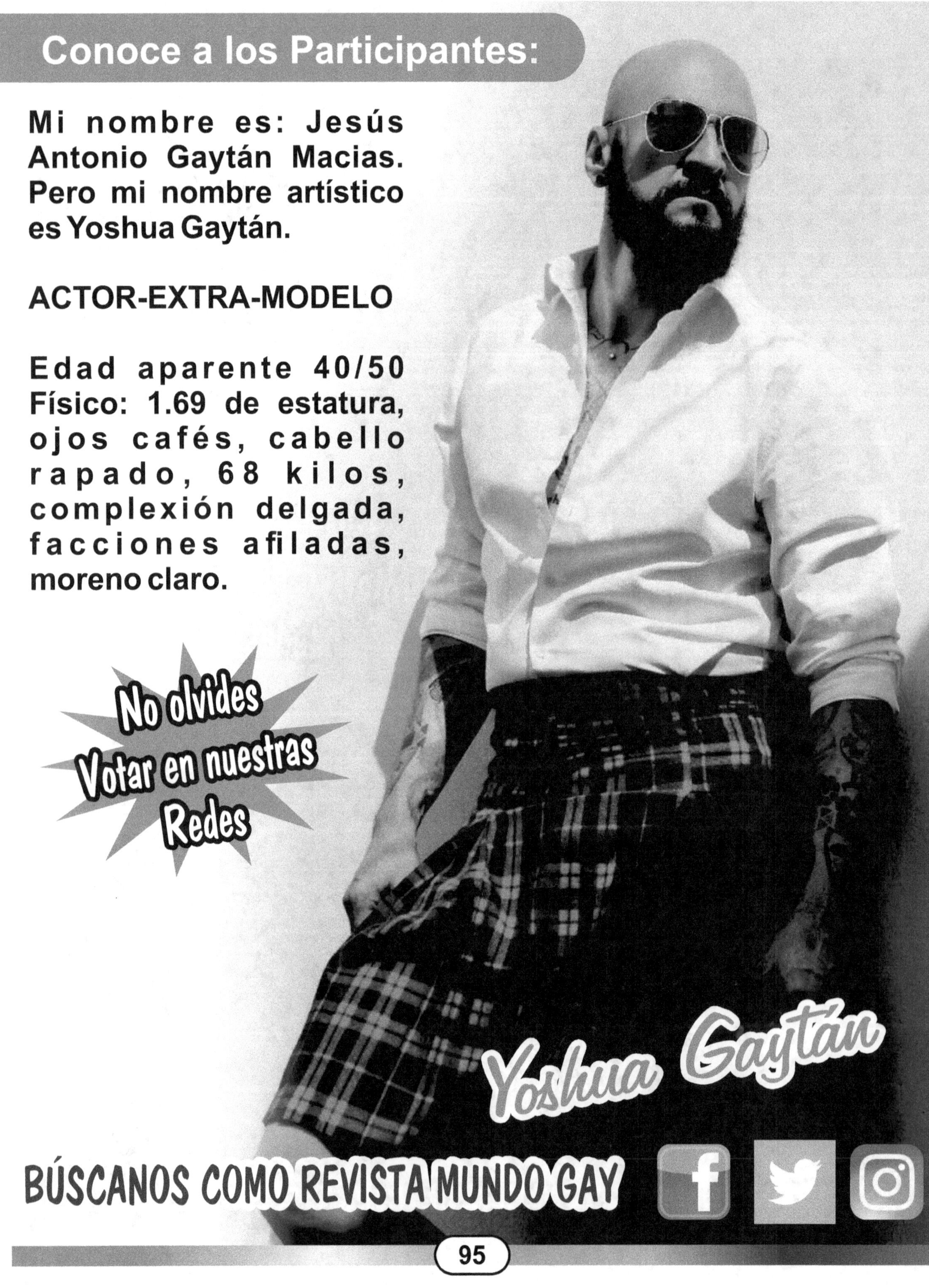

Mi nombre es: Jesús Antonio Gaytán Macias. Pero mi nombre artístico es Yoshua Gaytán.

ACTOR-EXTRA-MODELO

Edad aparente 40/50 Físico: 1.69 de estatura, ojos cafés, cabello rapado, 68 kilos, complexión delgada, facciones afiladas, moreno claro.

BÚSCANOS COMO REVISTA MUNDO GAY

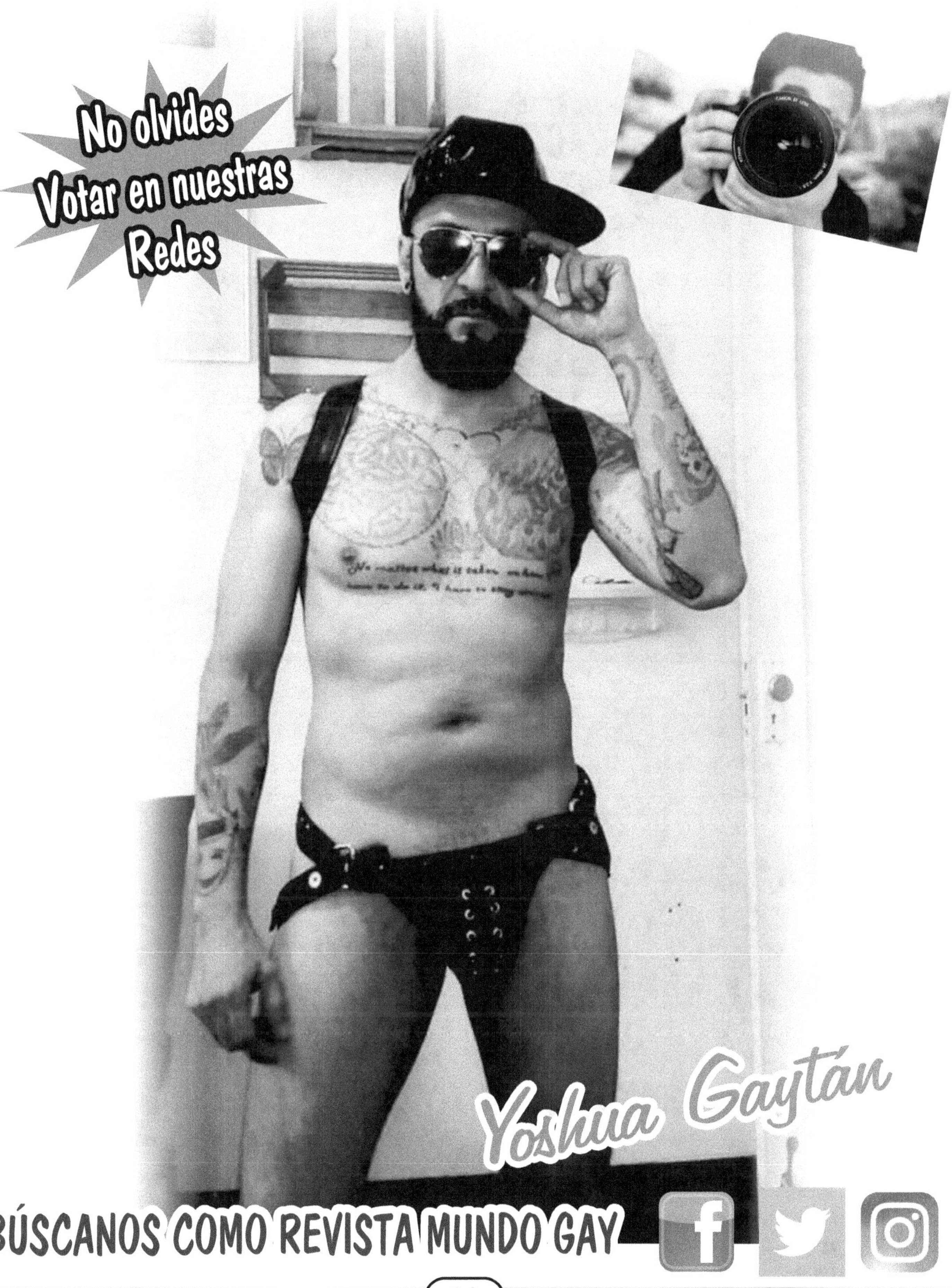
No olvides
Votar en nuestras
Redes
Yoshua Gaytán

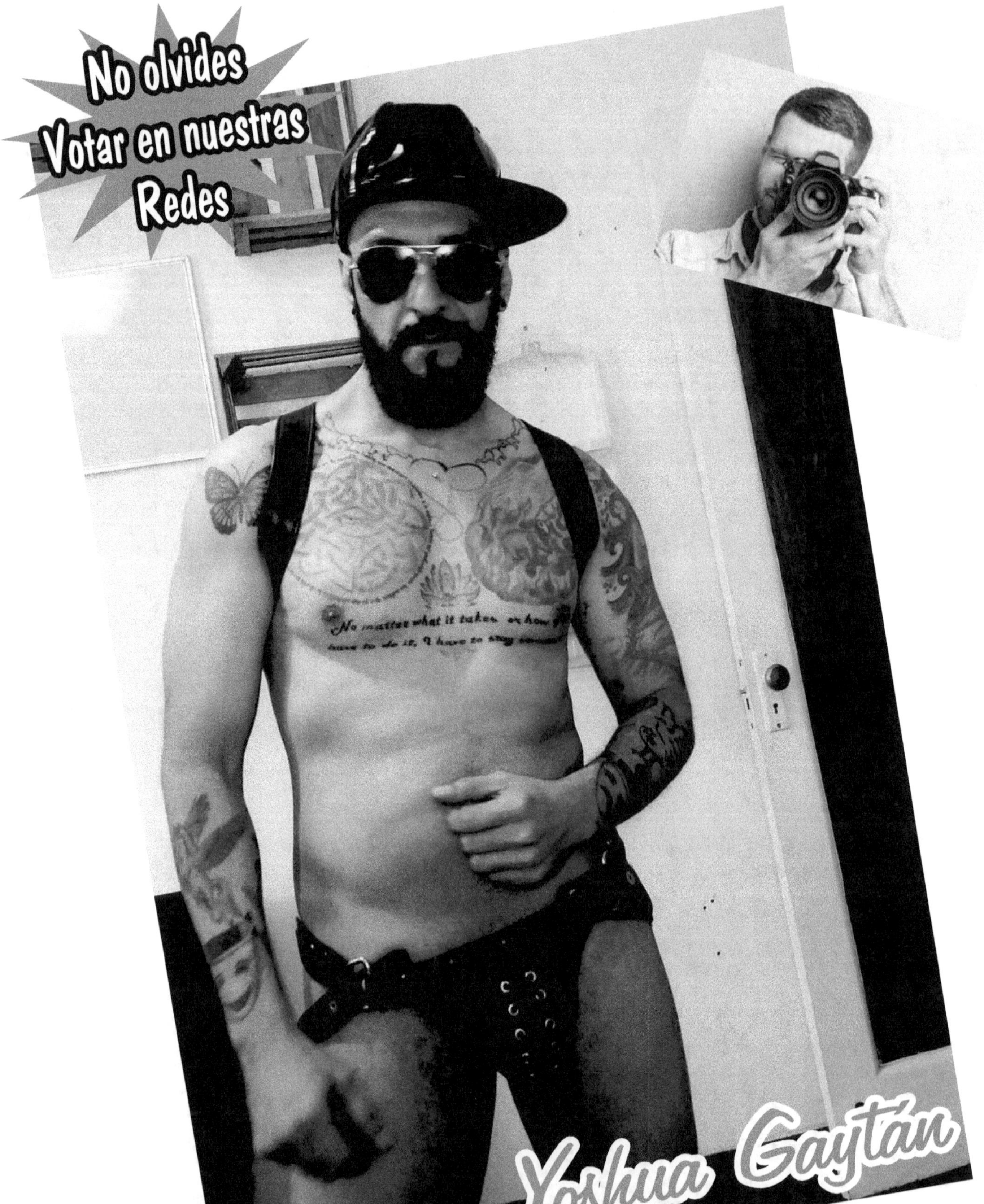

BÚSCANOS COMO REVISTA MUNDO GAY

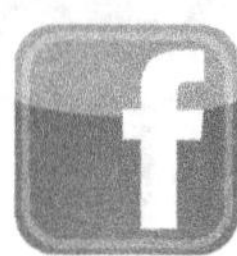 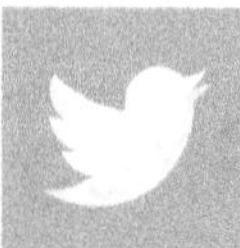 

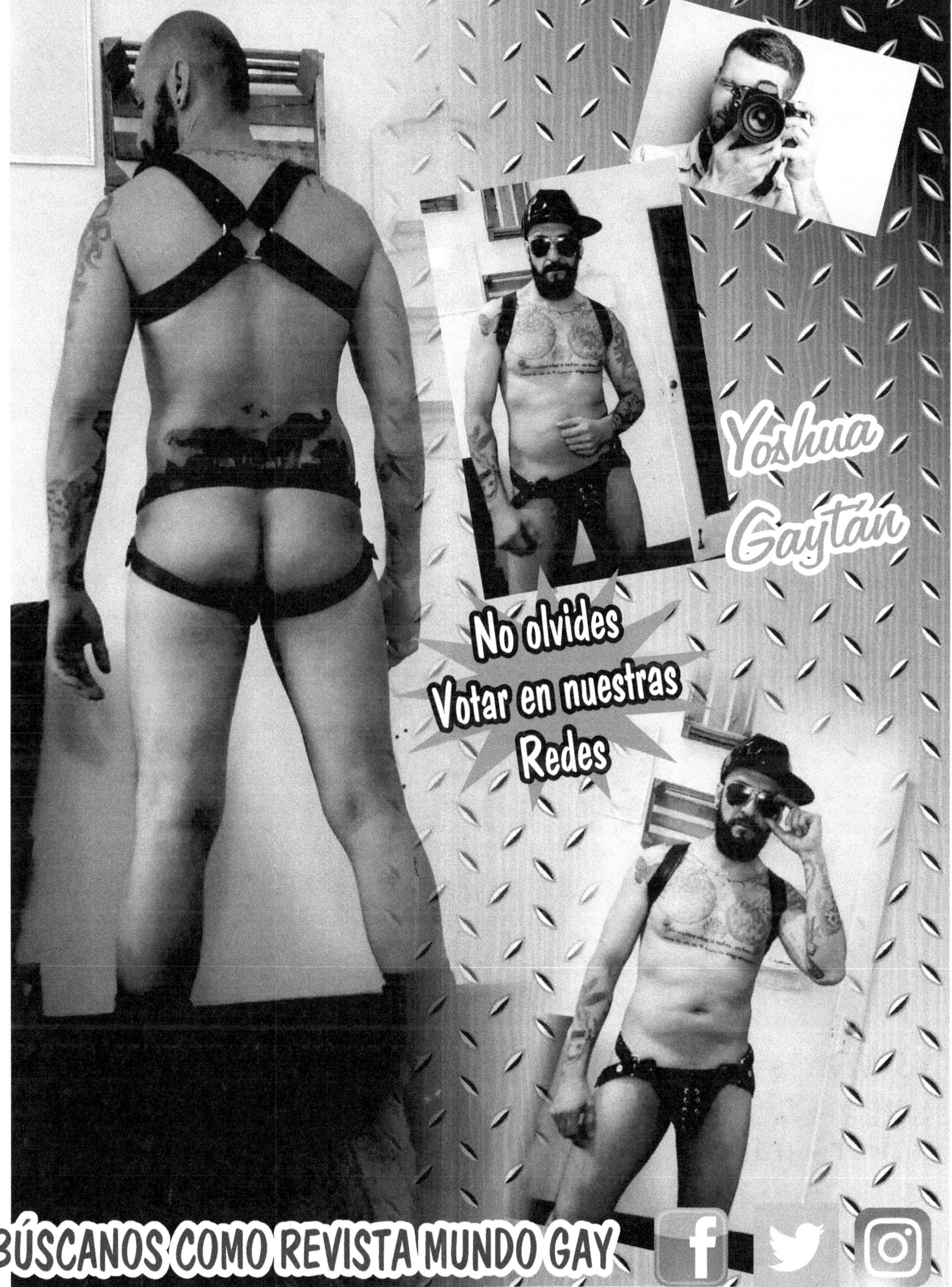

Yoshua Gaytán
No olvides
Votar en nuestras
Redes
BÚSCANOS COMO REVISTA MUNDO GAY
98

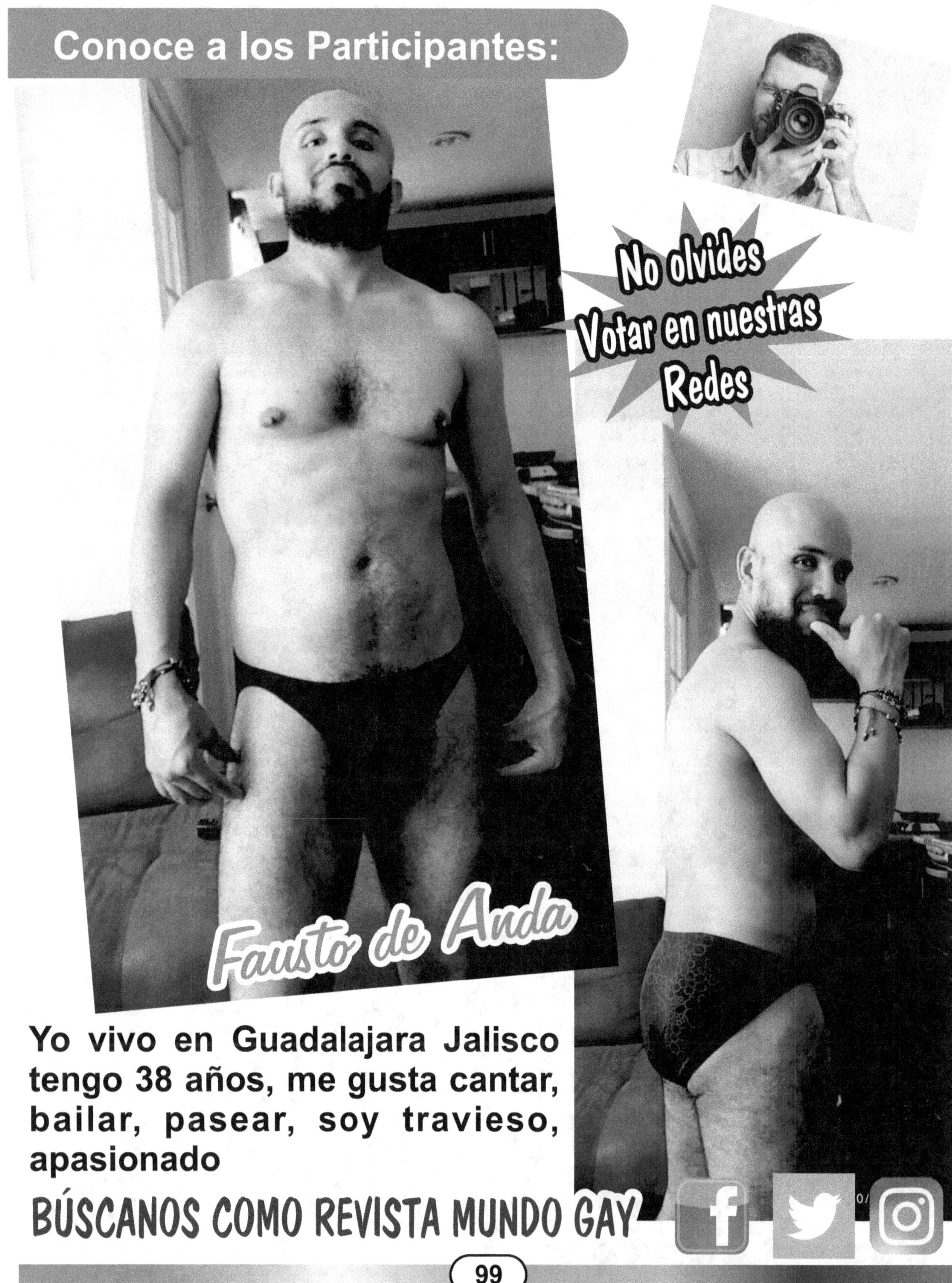

Yo vivo en Guadalajara Jalisco tengo 38 años, me gusta cantar, bailar, pasear, soy travieso, apasionado

BÚSCANOS COMO REVISTA MUNDO GAY

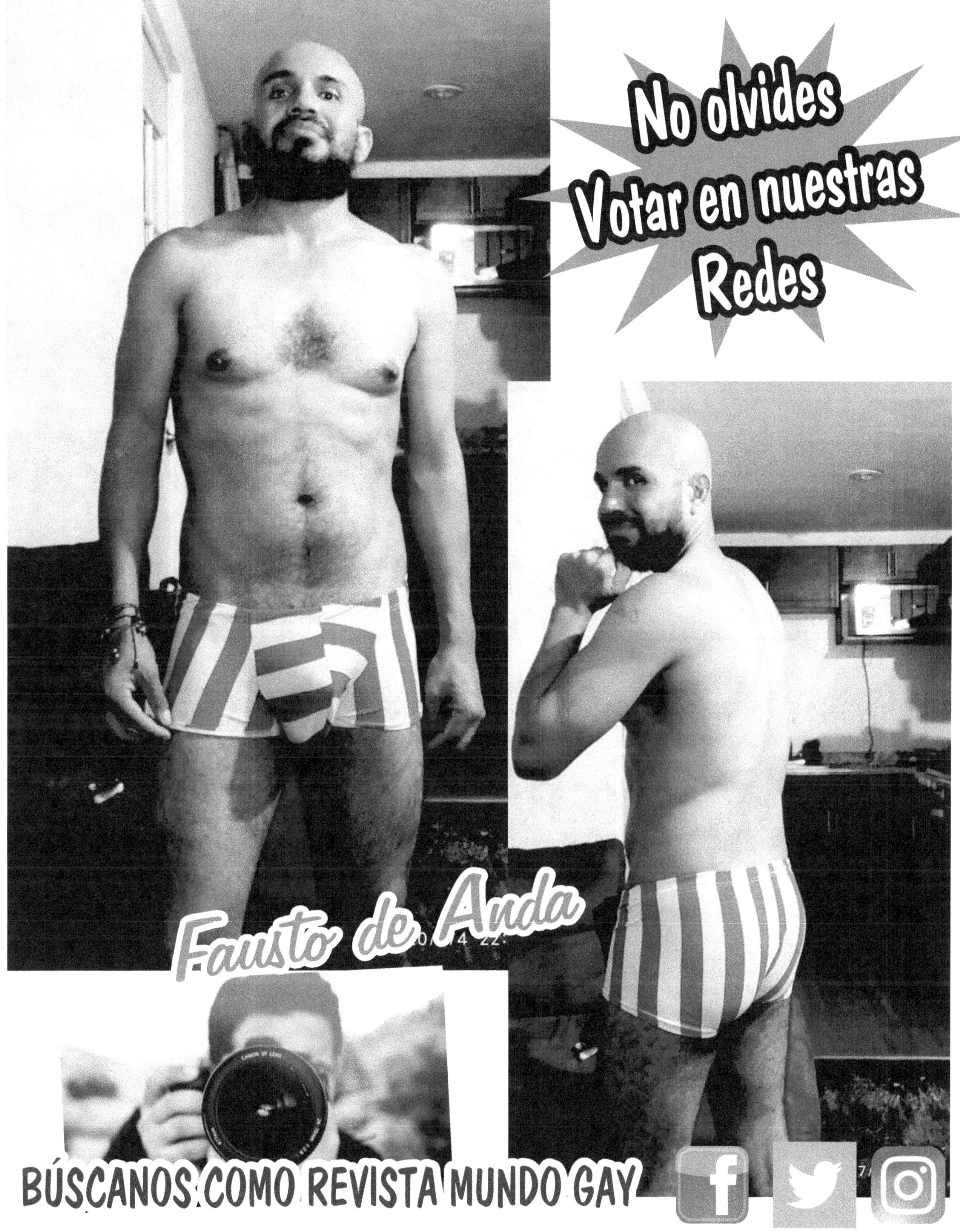

No olvides Votar en nuestras Redes
Fausto de Anda
BÚSCANOS COMO REVISTA MUNDO GAY
100

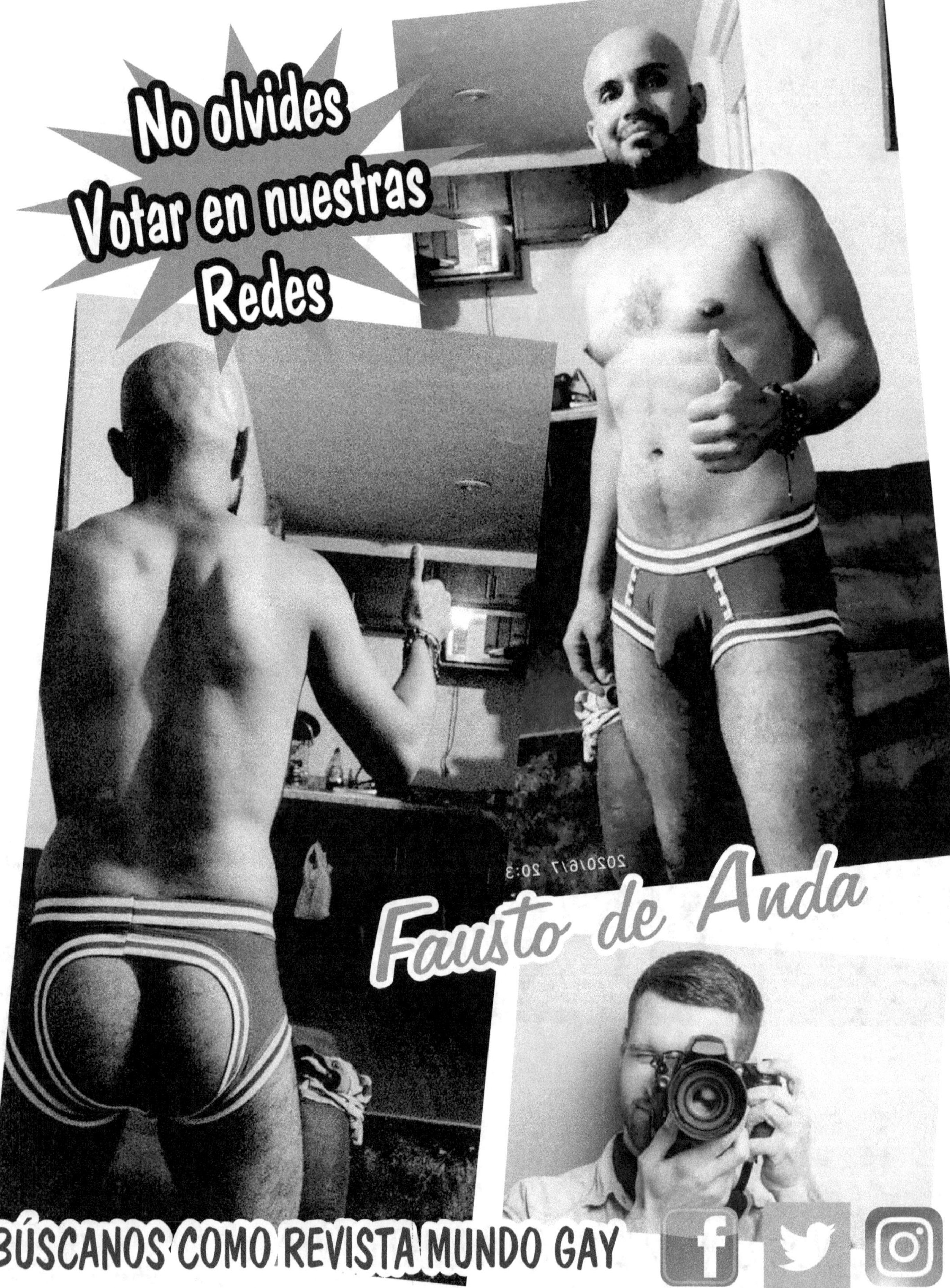

No olvides
Votar en nuestras
Redes
Fausto de Anda
BÚSCANOS COMO REVISTA MUNDO GAY

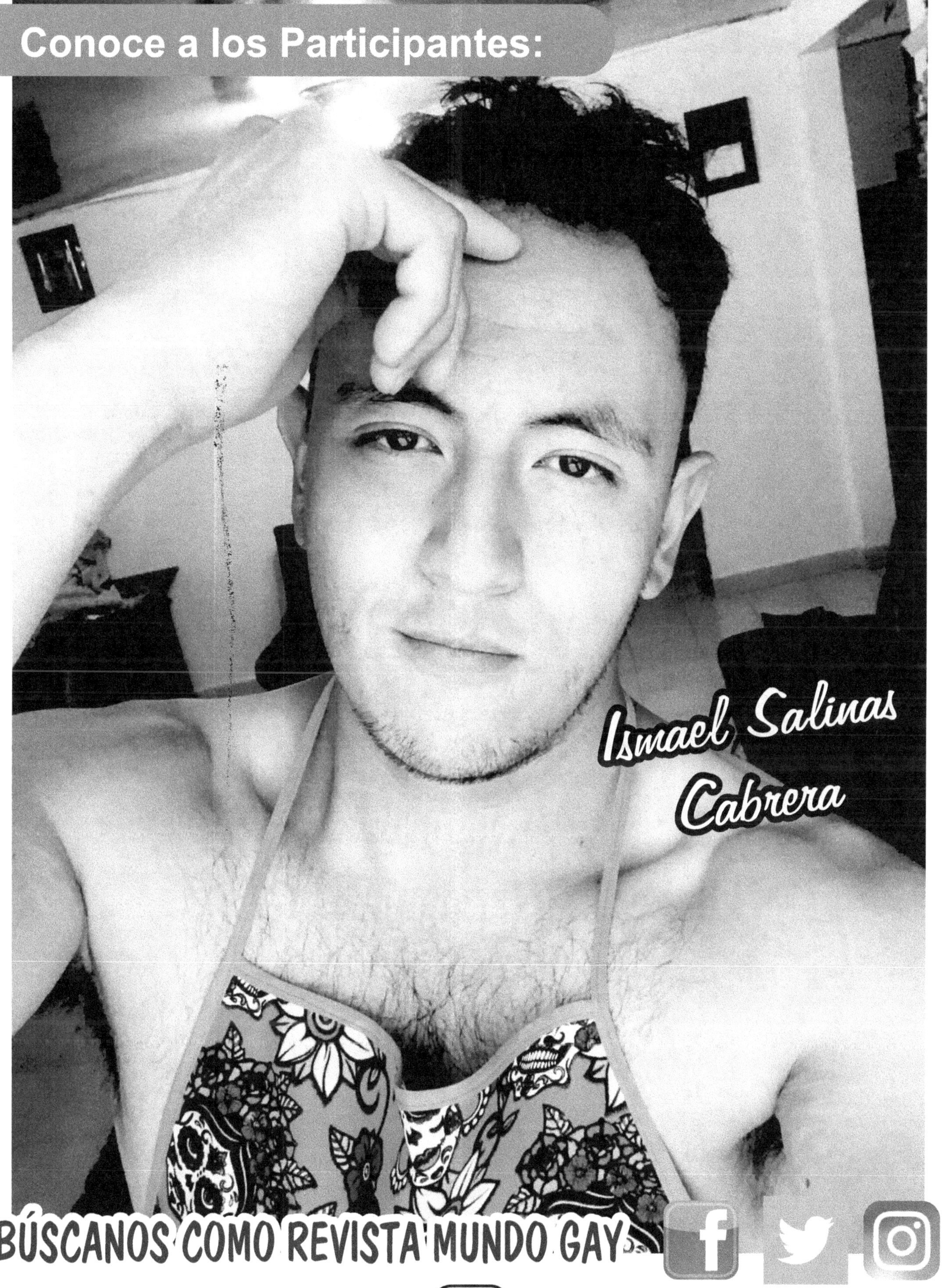

BÚSCANOS COMO REVISTA MUNDO GAY

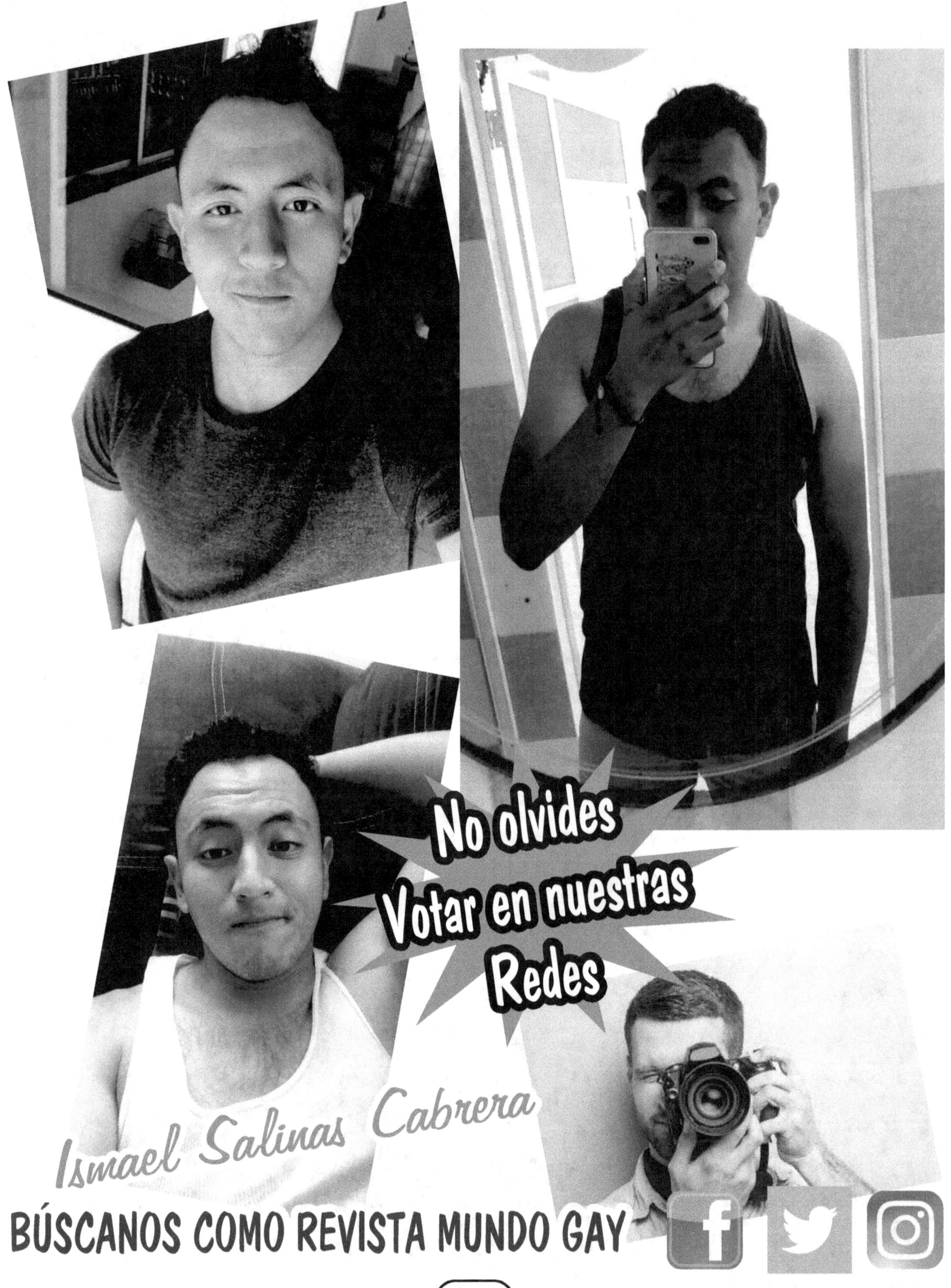

No olvides
Votar en nuestras
Redes
Ismael Salinas Cabrera
BÚSCANOS COMO REVISTA MUNDO GAY

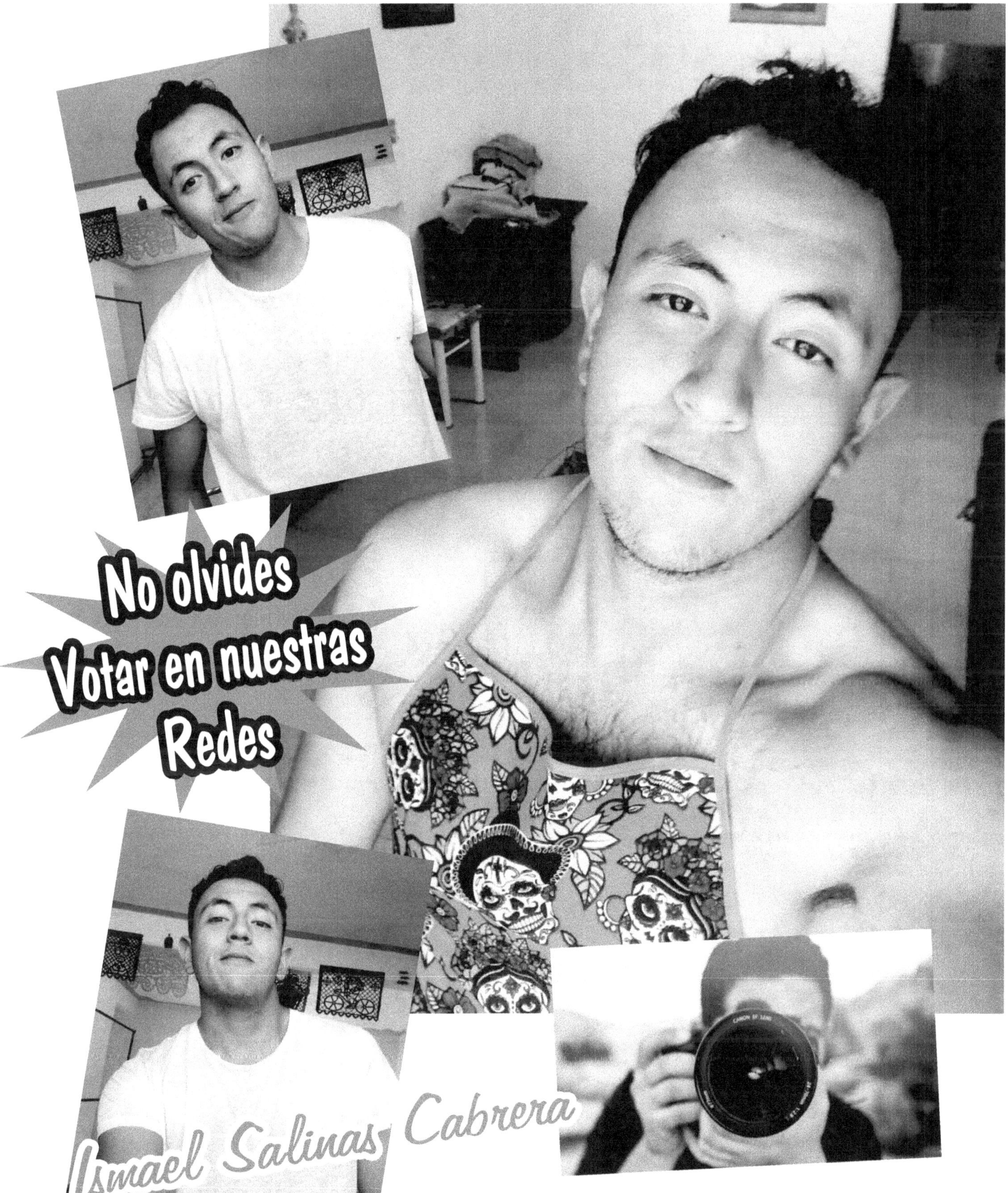

No olvides
Votar en nuestras
Redes
Ismael Salinas Cabrera

BÚSCANOS COMO REVISTA MUNDO GAY

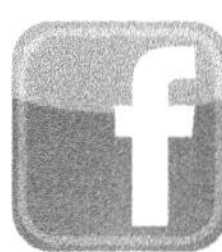

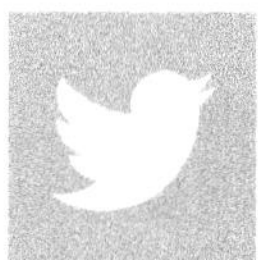

**John Ospina
Caquetá - Colombia**

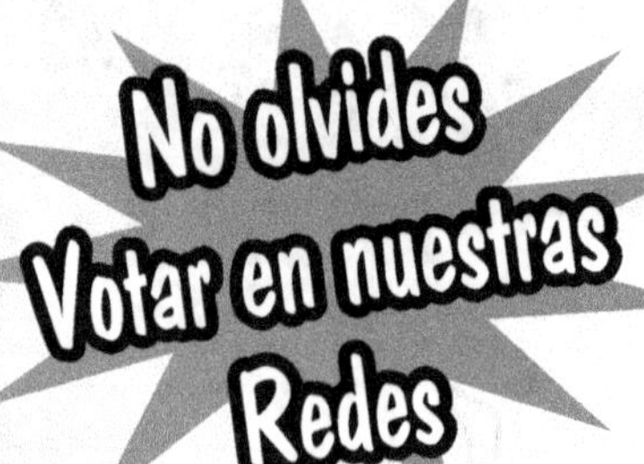

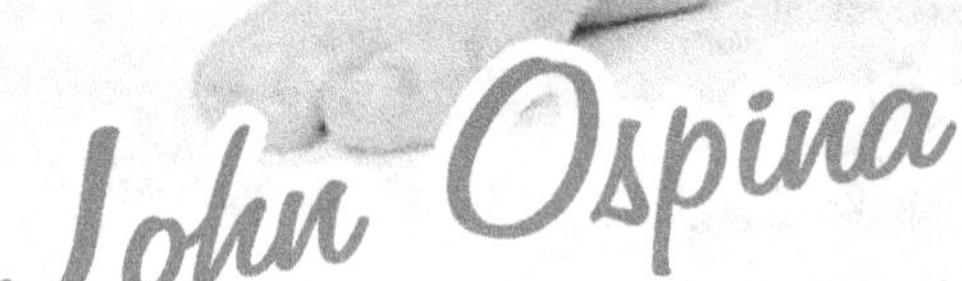

BÚSCANOS COMO REVISTA MUNDO GAY

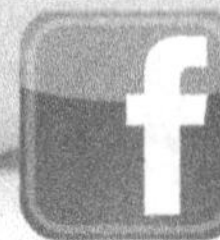

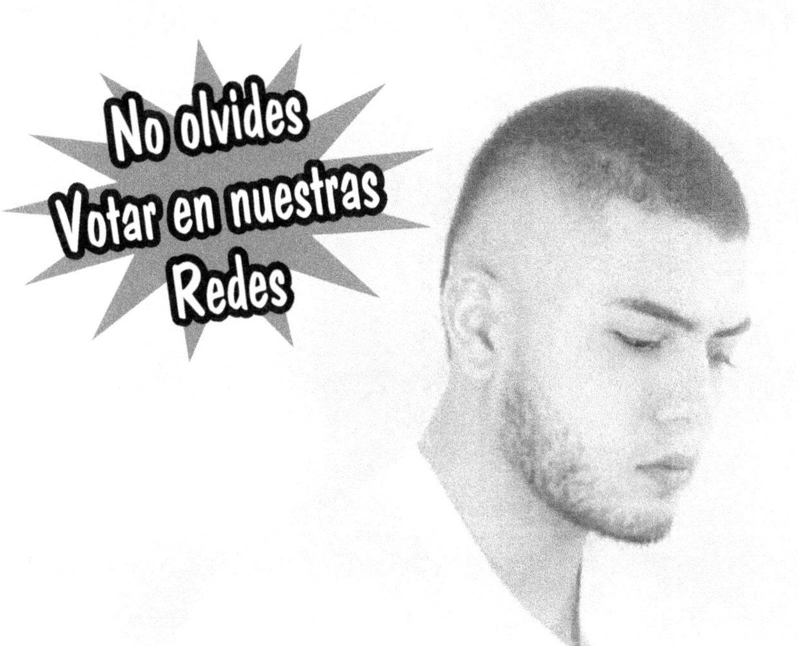

John
Ospina

24 años y vivo en la capital del departamento del Caquetá, Florencia, una pequeña ciudad en la cual nací y siempre he vivido, soy licenciado de profesión en ciencias sociales e historia, voluntario con un par de fundaciones y amante de la labor social, el empoderamiento y emprendimiento, apasionado por todo lo que hago, me encantaría viajar a Mexico y a muchos lugares del mundo.

John
Ospina

BÚSCANOS COMO REVISTA MUNDO GAY

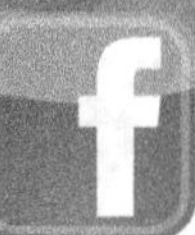
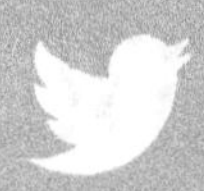

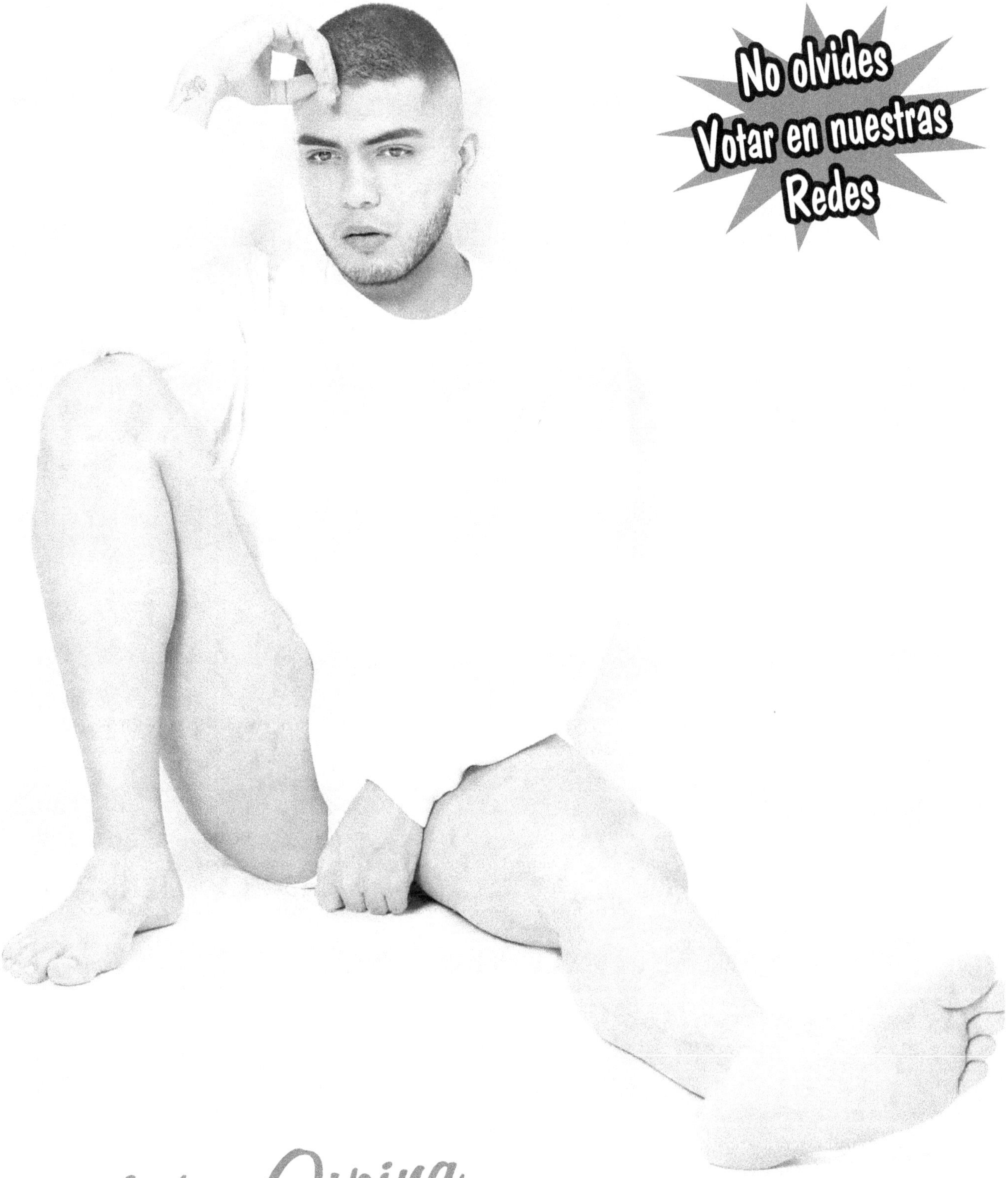

John Ospina

BÚSCANOS COMO REVISTA MUNDO GAY

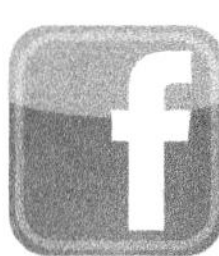
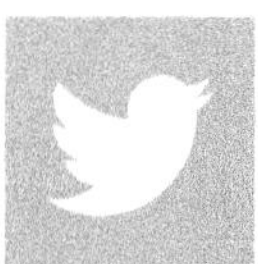

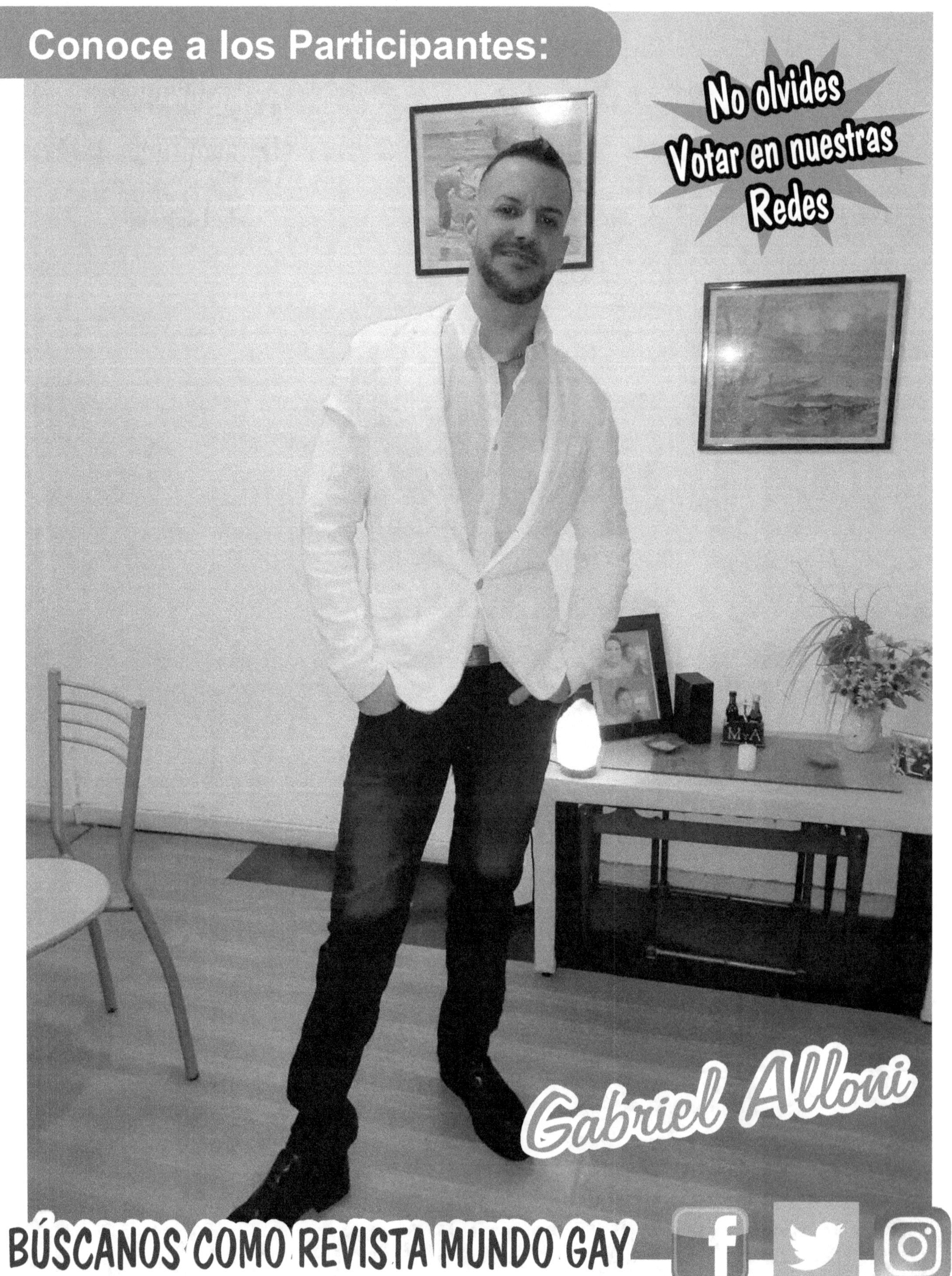

Conoce a los Participantes:
No olvides
Votar en nuestras
Redes
Gabriel Alloni
BÚSCANOS COMO REVISTA MUNDO GAY

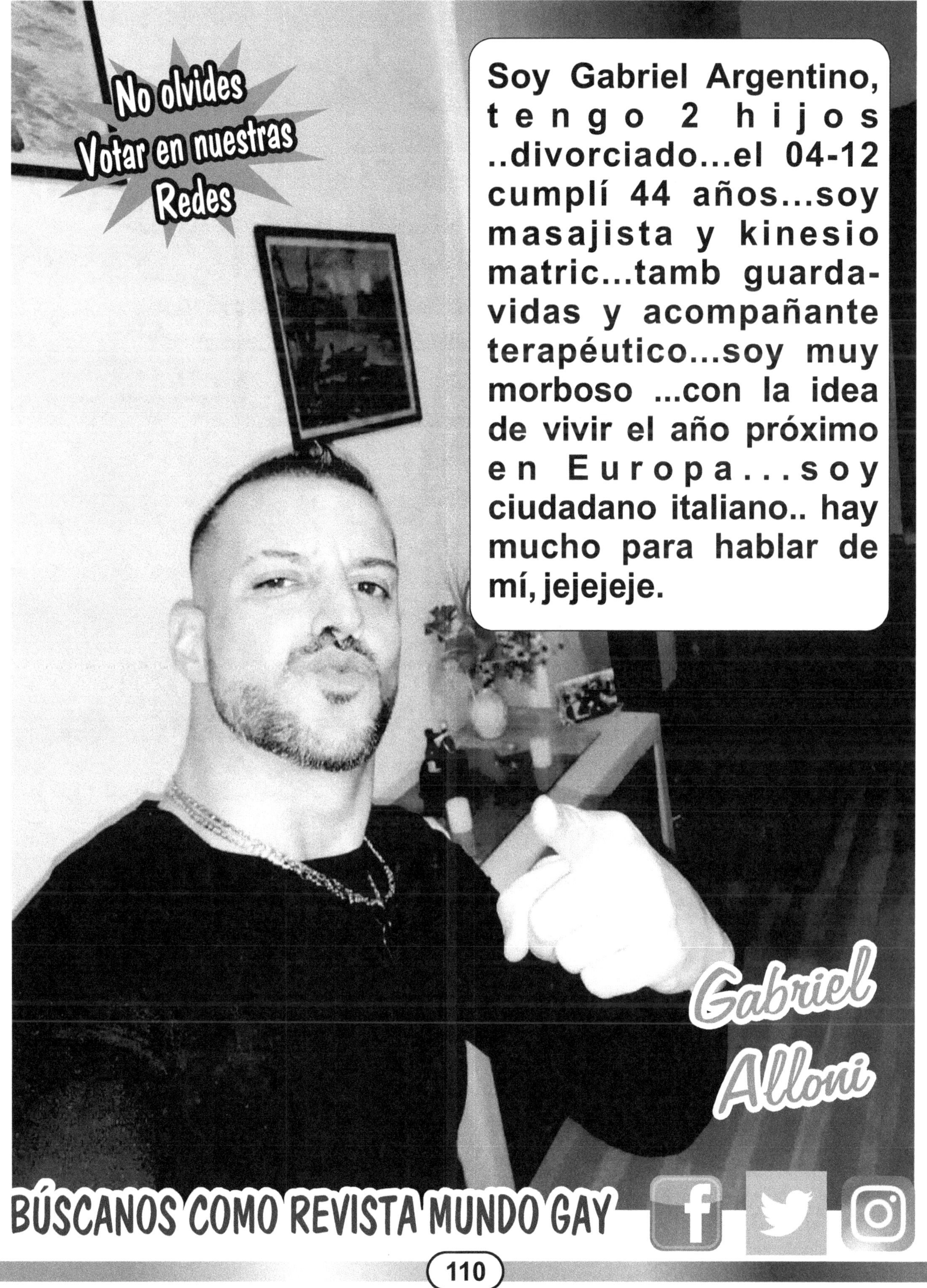

No olvides Votar en nuestras Redes
Soy Gabriel Argentino, tengo 2 hijos ..divorciado...el 04-12 cumplí 44 años...soy masajista y kinesio matric...tamb guarda-vidas y acompañante terapéutico...soy muy morboso ...con la idea de vivir el año próximo en Europa...soy ciudadano italiano.. hay mucho para hablar de mí, jejejeje.
Gabriel Alloni
BÚSCANOS COMO REVISTA MUNDO GAY

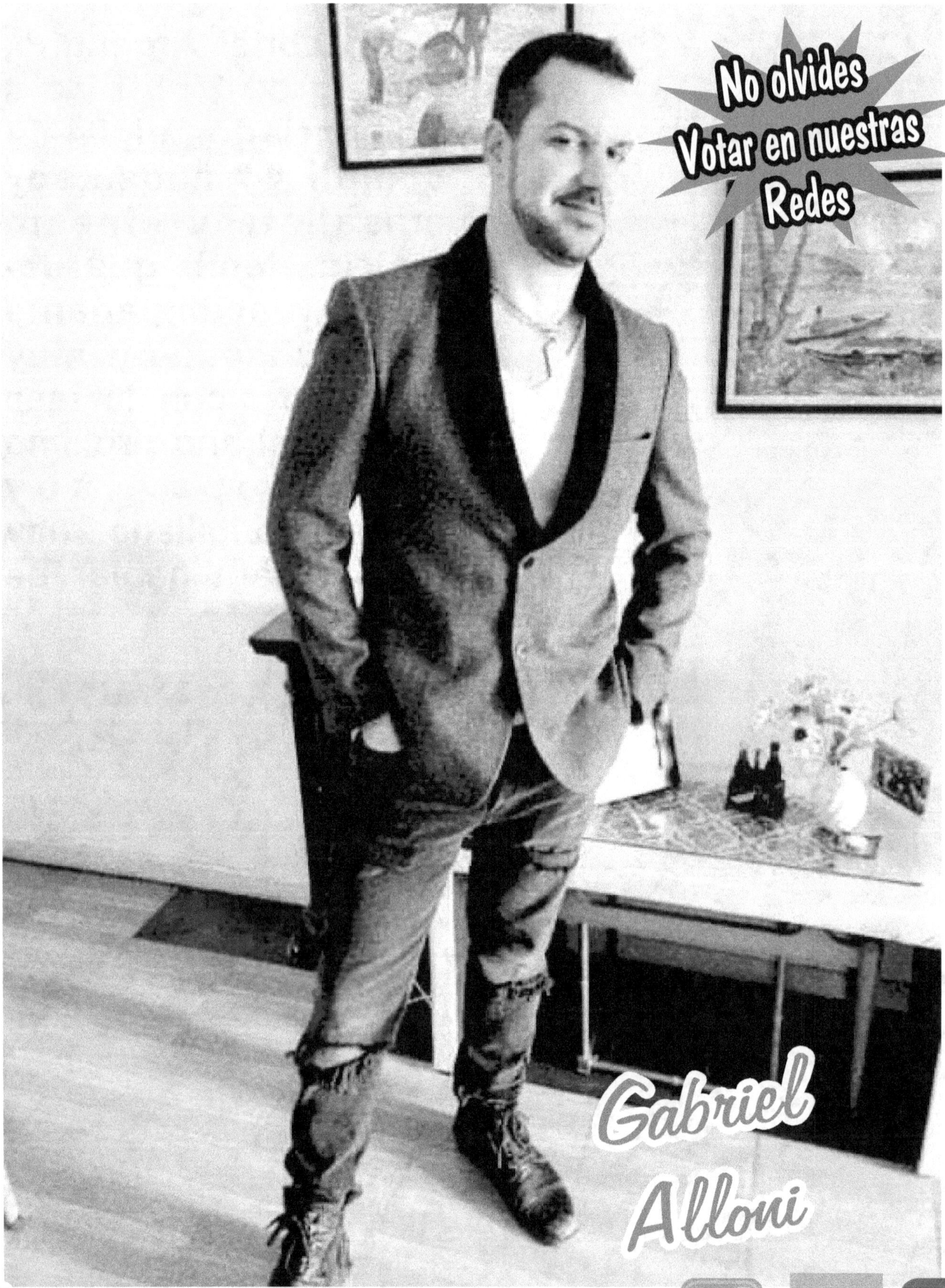

BÚSCANOS COMO REVISTA MUNDO GAY

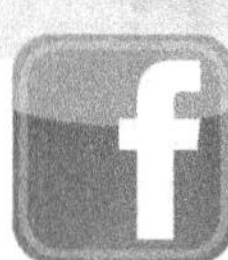
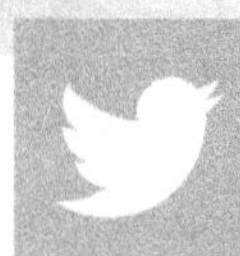

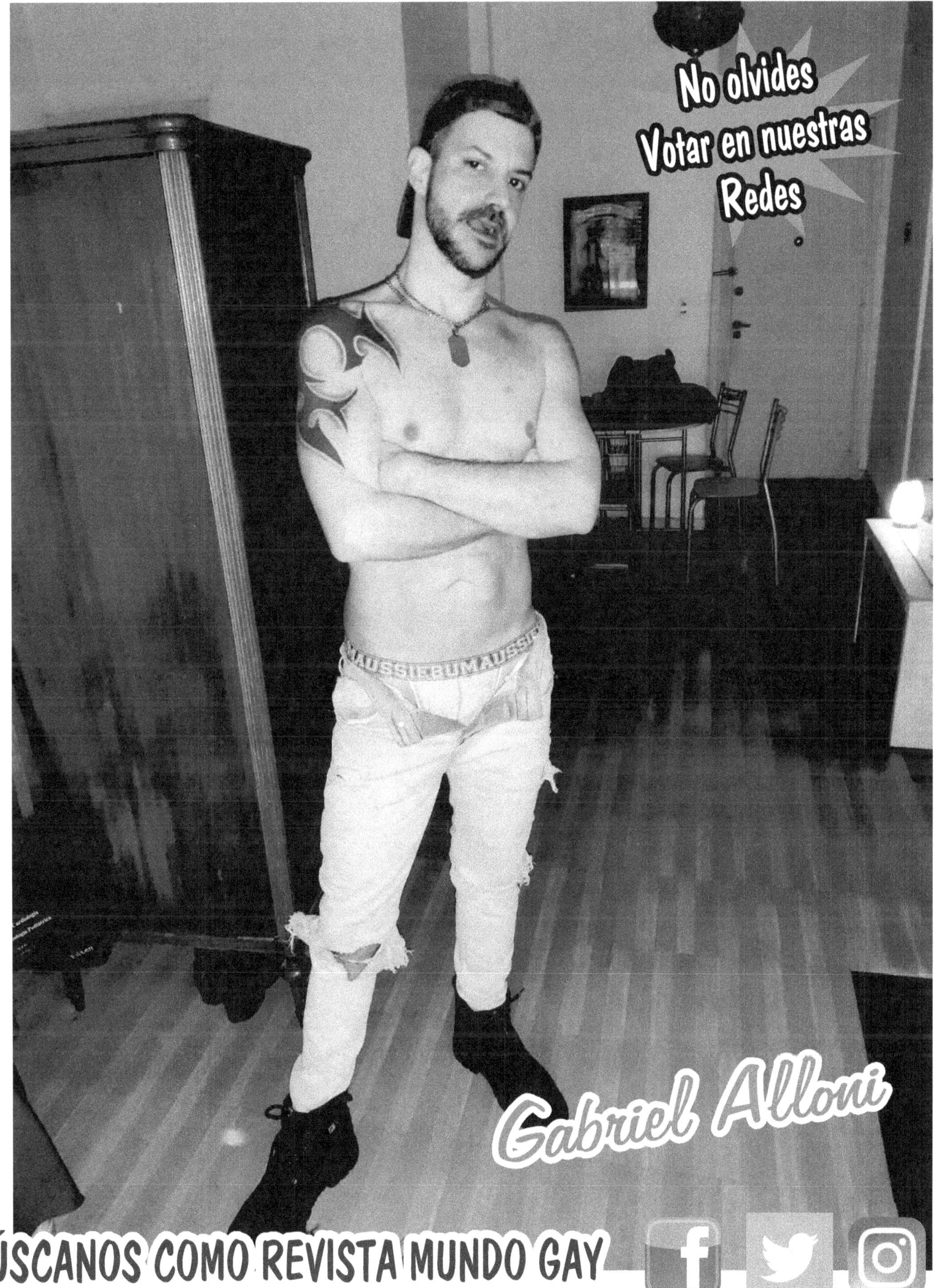

No olvides
Votar en nuestras
Redes
Gabriel Alloni

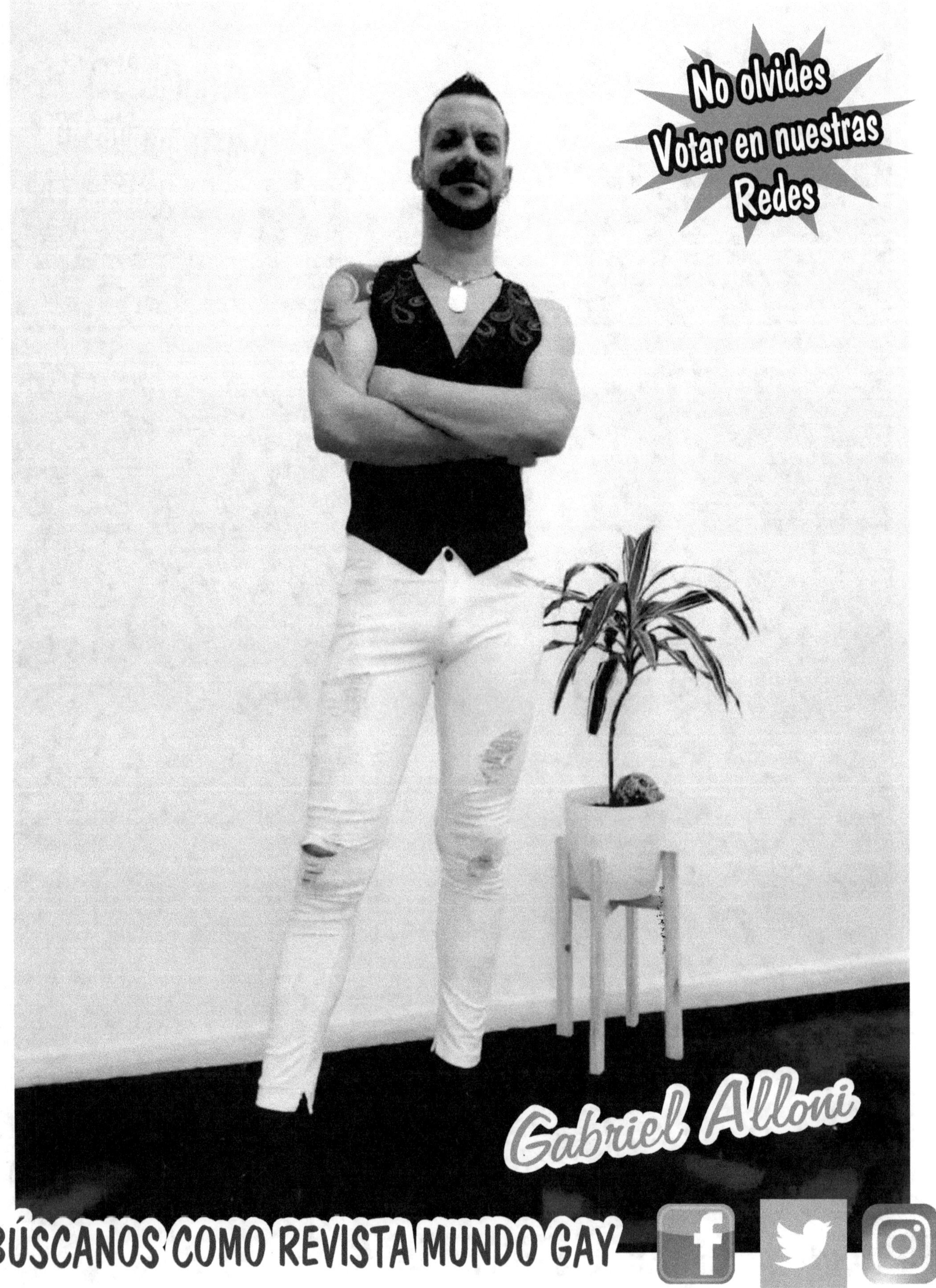

BÚSCANOS COMO REVISTA MUNDO GAY

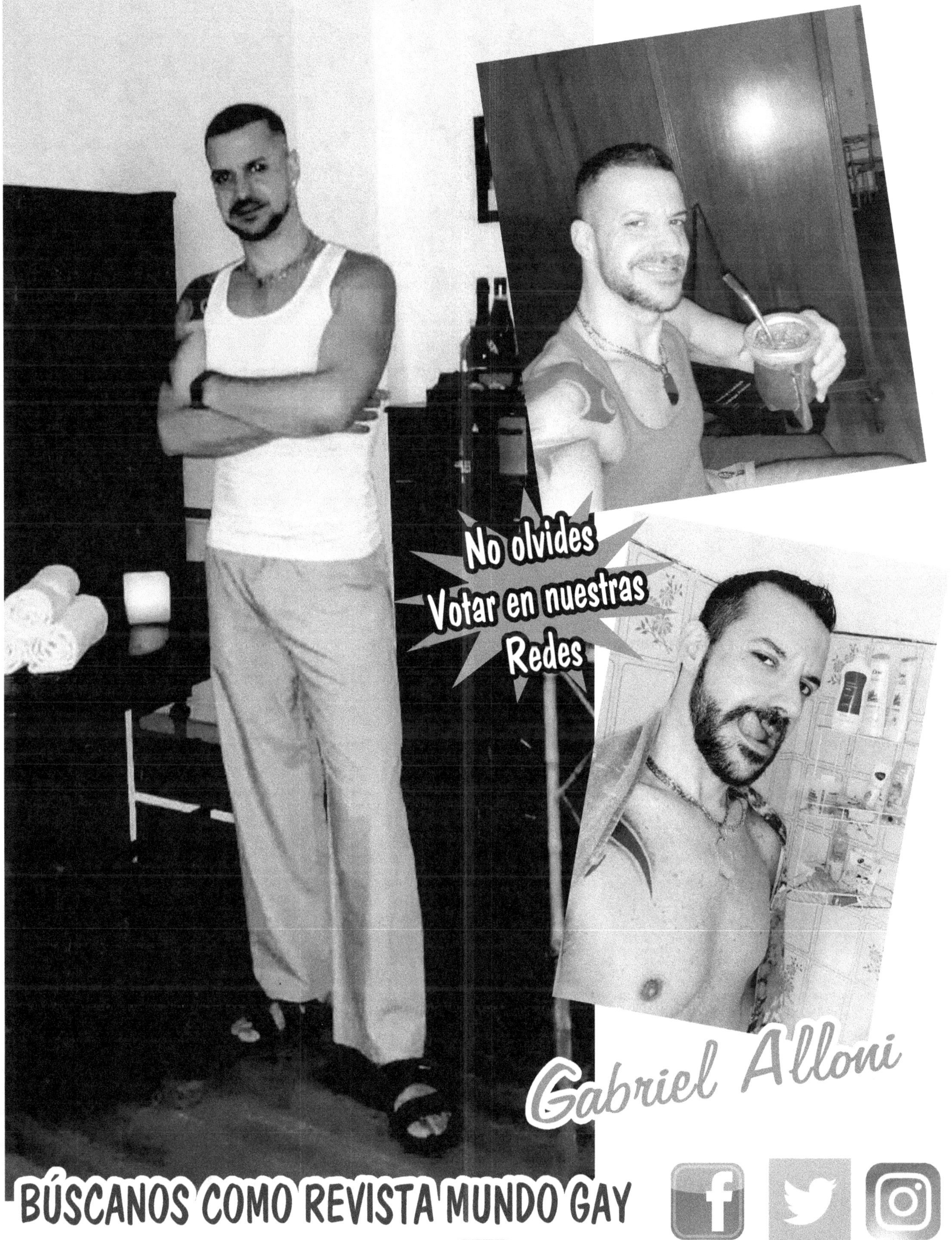

No olvides Votar en nuestras Redes
Gabriel Alloni
BÚSCANOS COMO REVISTA MUNDO GAY

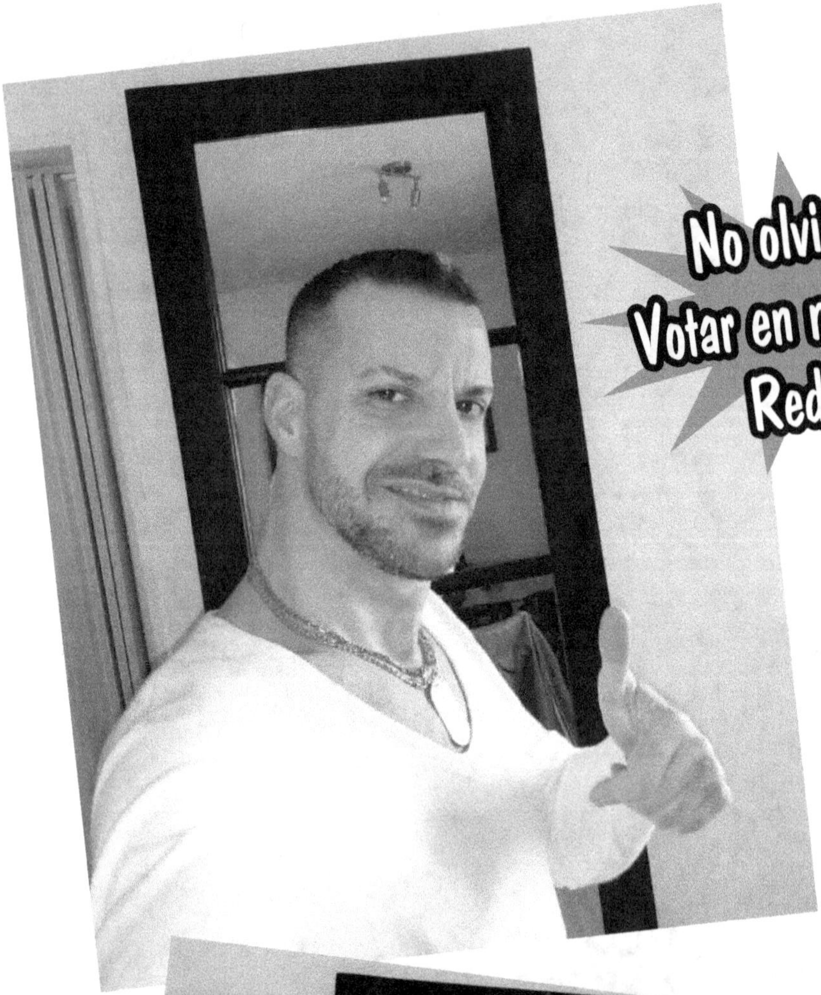

BÚSCANOS COMO REVISTA MUNDO GAY

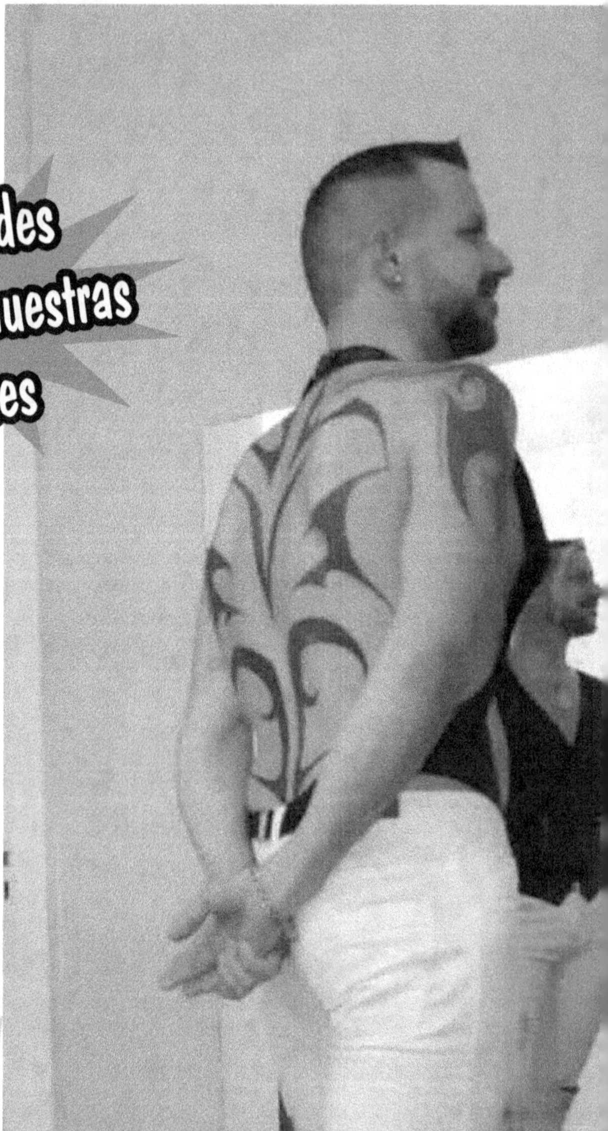

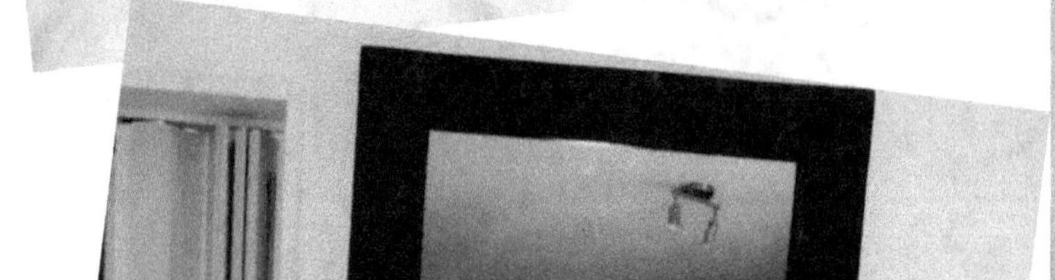

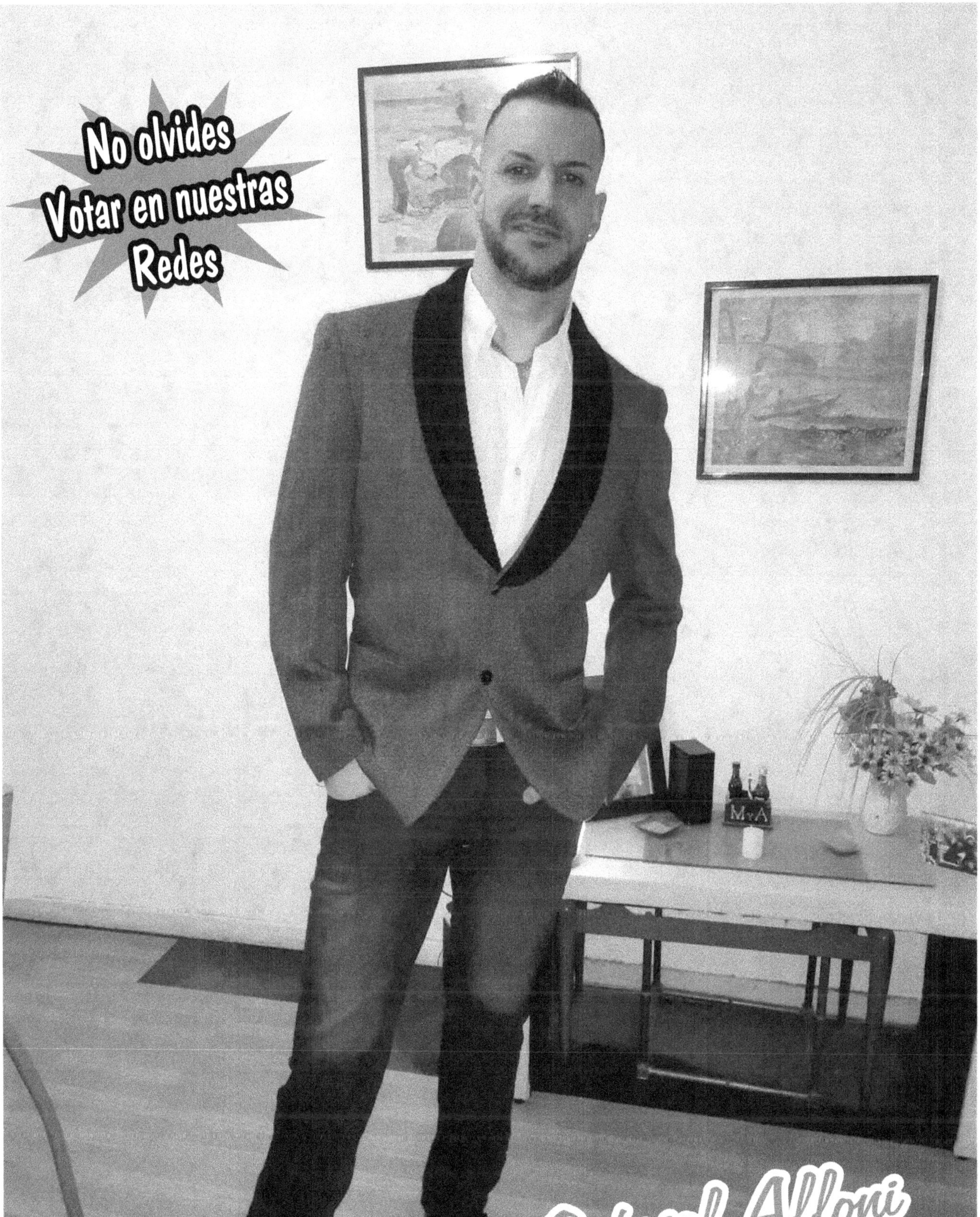

BÚSCANOS COMO REVISTA MUNDO GAY 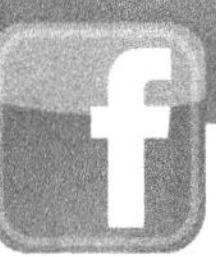 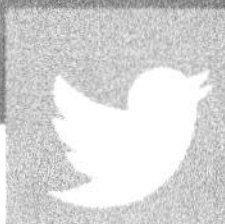 

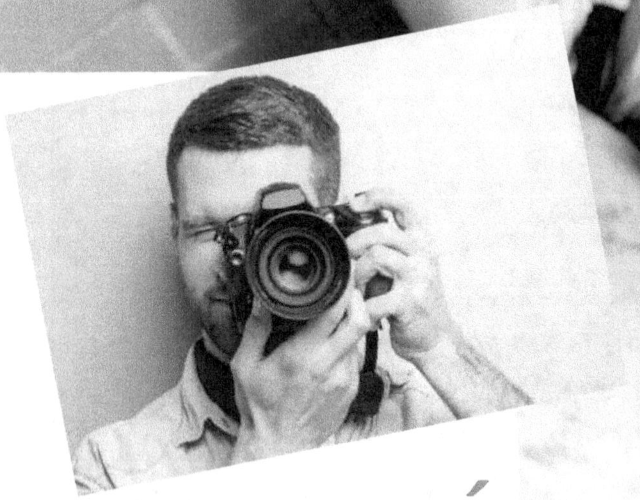

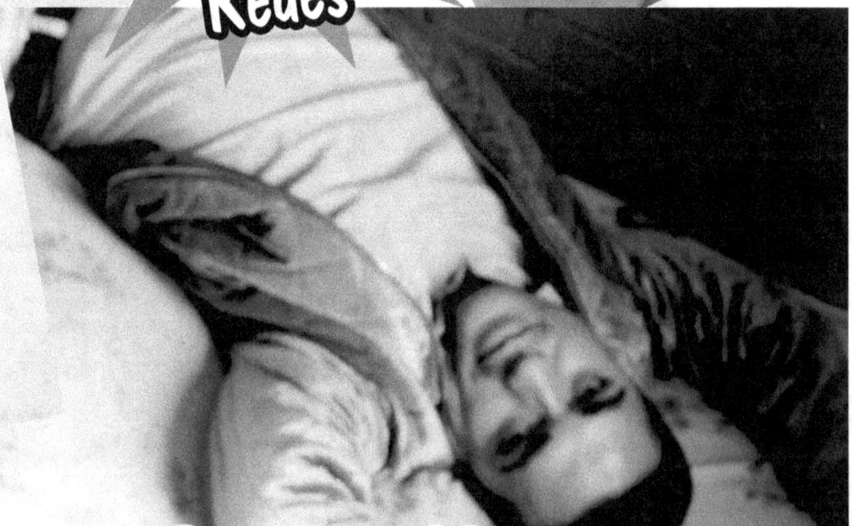

Miguel Ángel Jaramillo

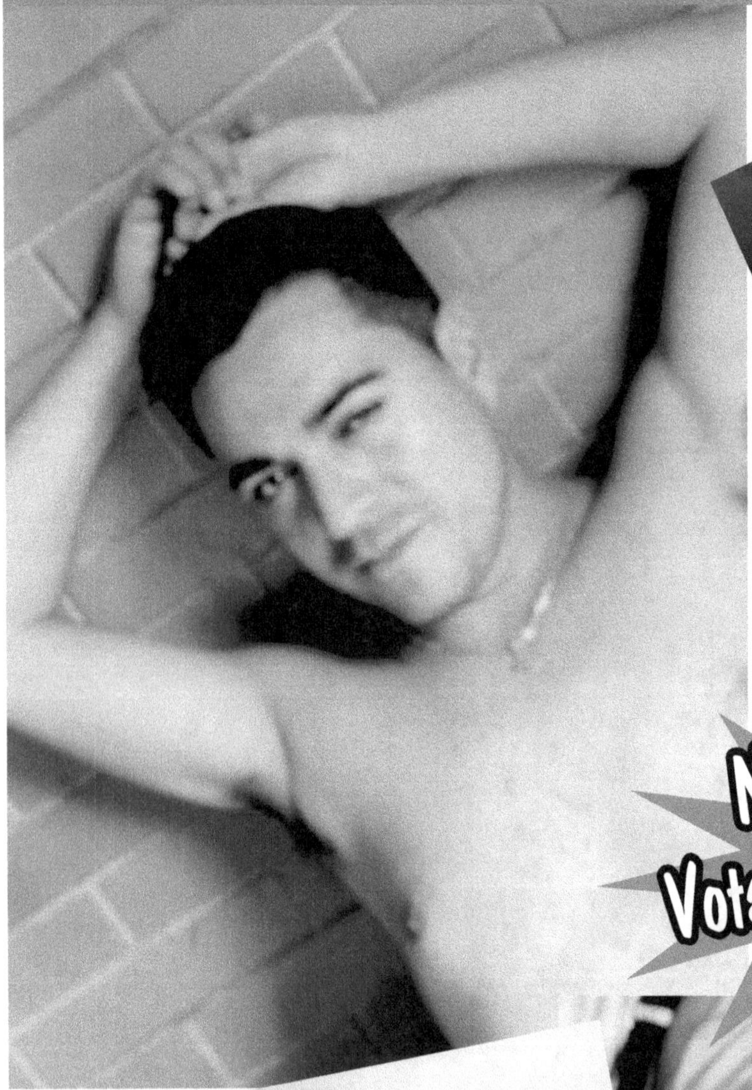

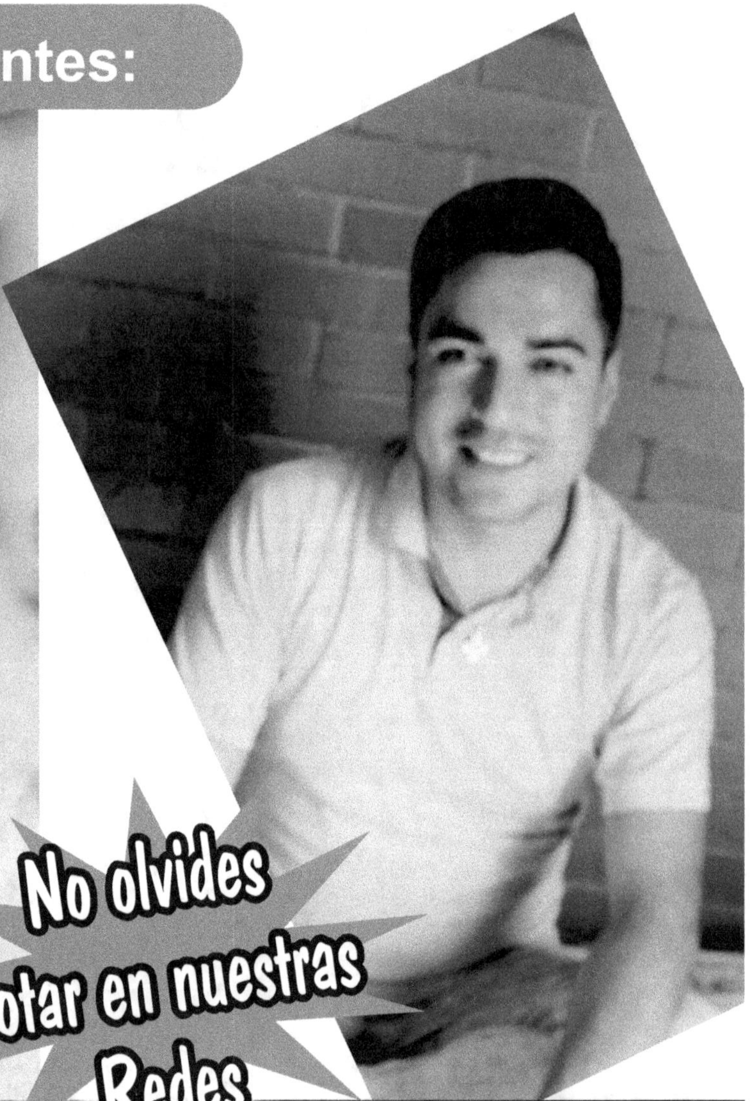

BÚSCANOS COMO REVISTA MUNDO GAY

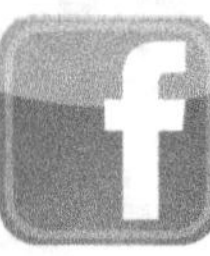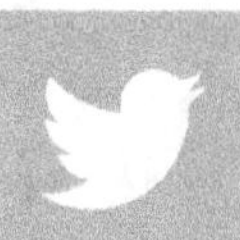

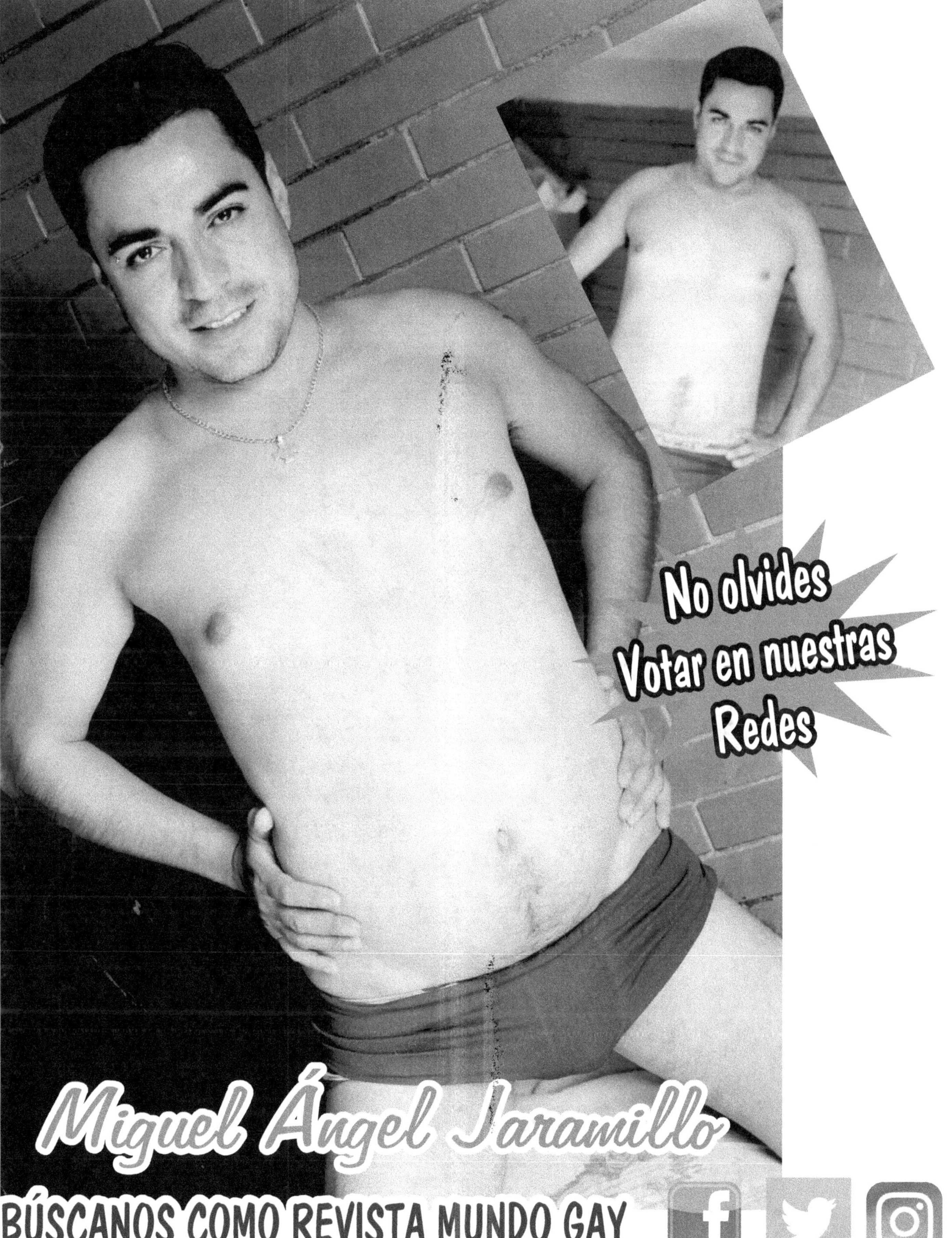

No olvides
Votar en nuestras
Redes
Miguel Ángel Jaramillo
BÚSCANOS COMO REVISTA MUNDO GAY

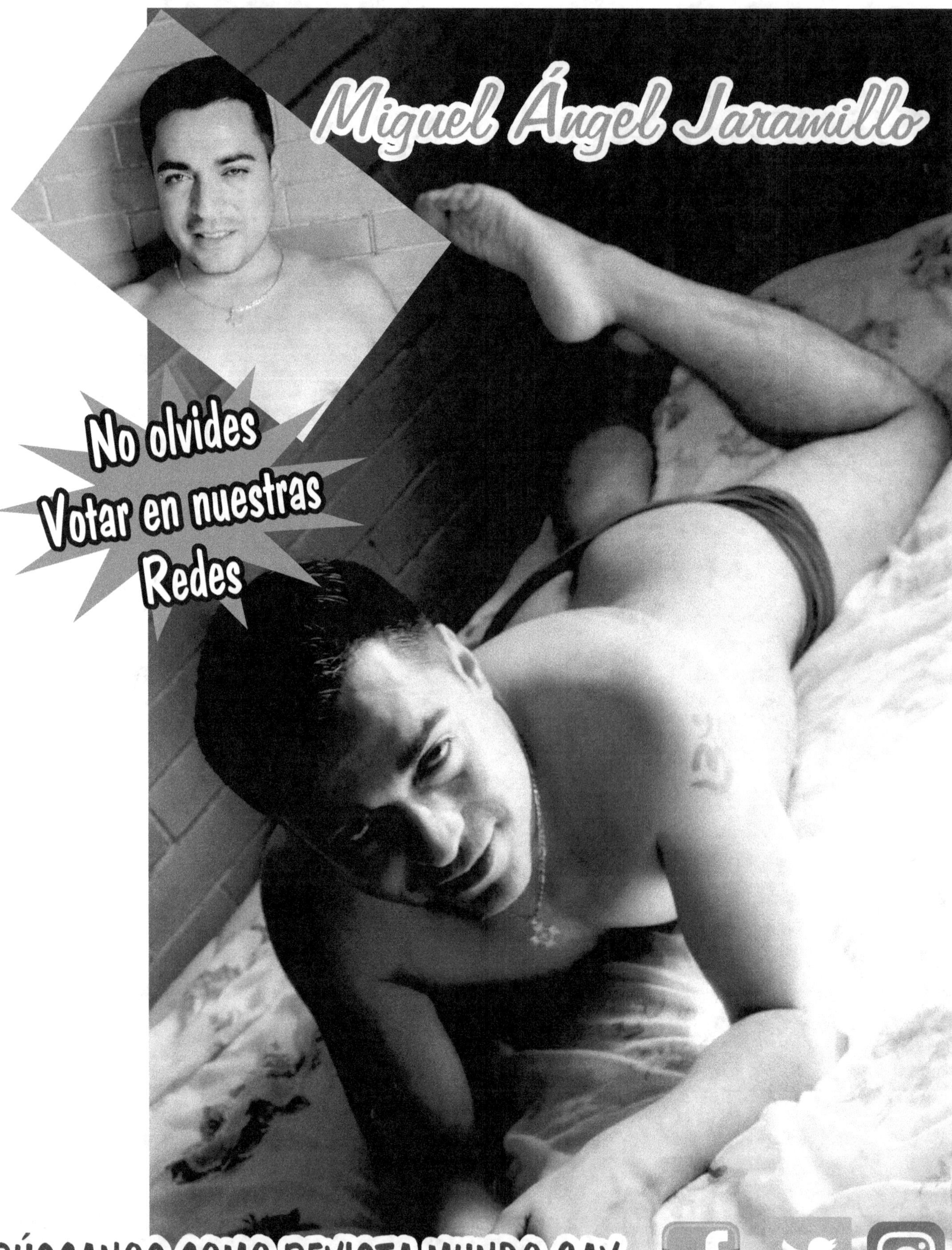

Miguel Ángel Jaramillo
No olvides Votar en nuestras Redes
BÚSCANOS COMO REVISTA MUNDO GAY
119

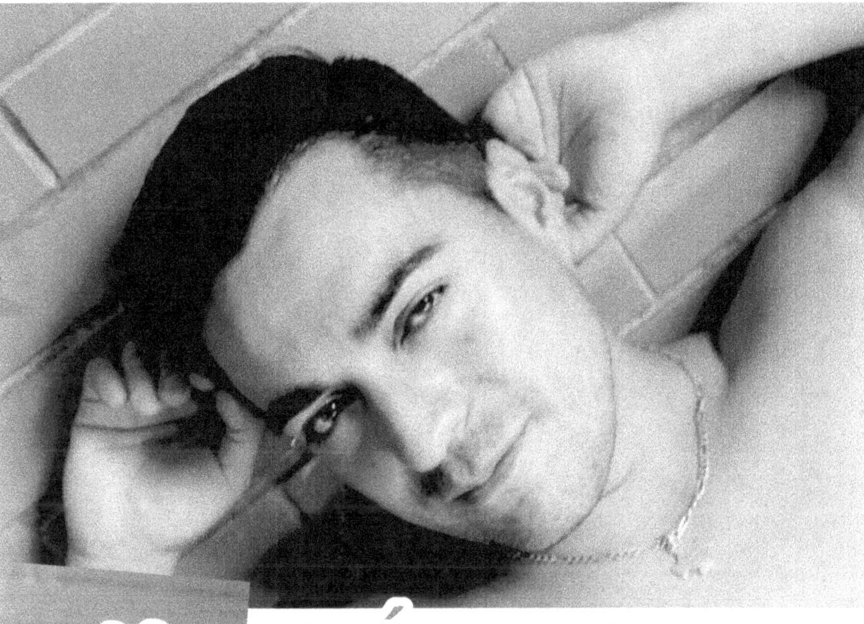

No olvides
Votar en nuestras
Redes
Miguel Ángel Jaramillo

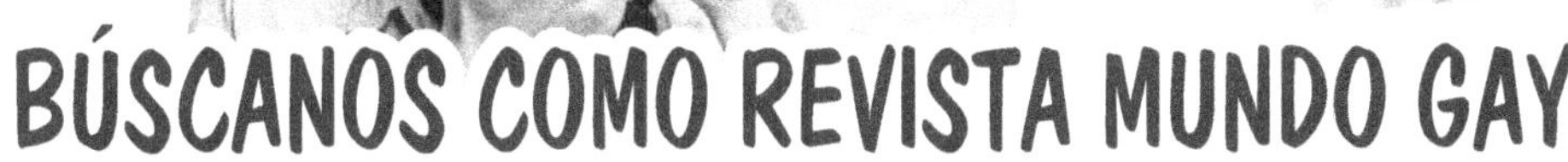
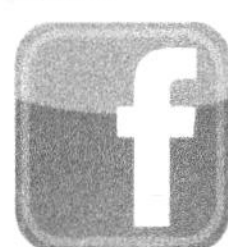
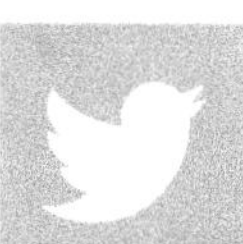

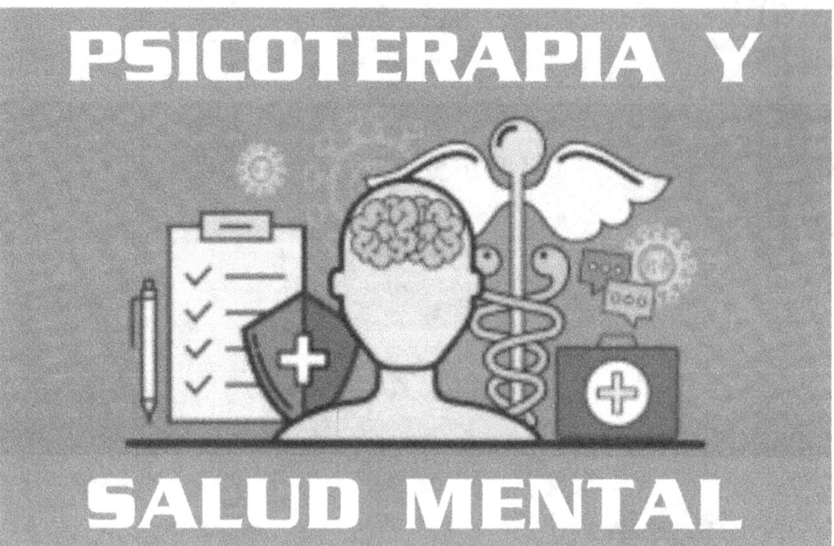

* **Adolescentes**
* **Adultos**
* **Terapia Familiar**
* **Pareja**

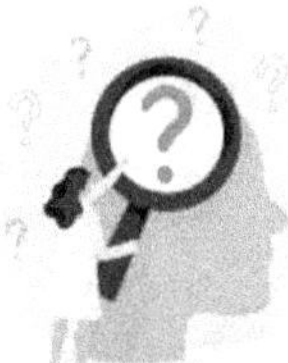
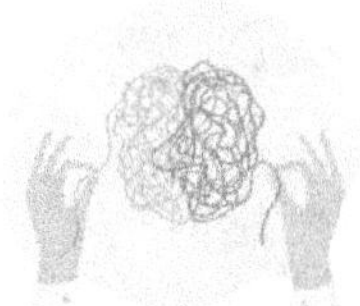
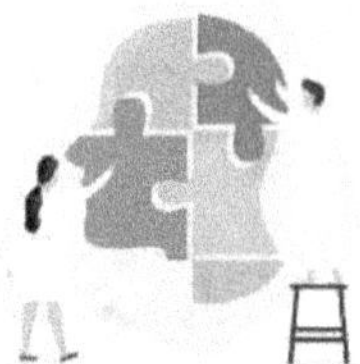
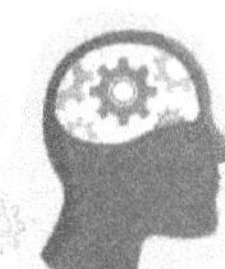
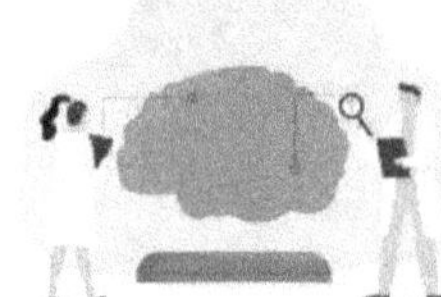
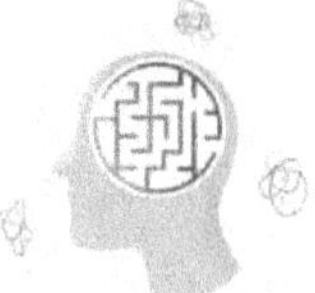

Ramiro Espinosa Espinosa

PSICOTERAPEUTA UNAM

TERAPIA ON-LINE, PRESENCIAL E HÍBRIDO

COSTOS ACCESIBLES

CITAS 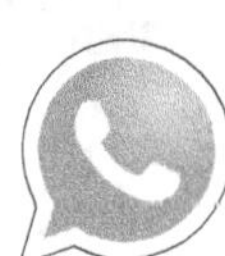 **55 2219 7776**

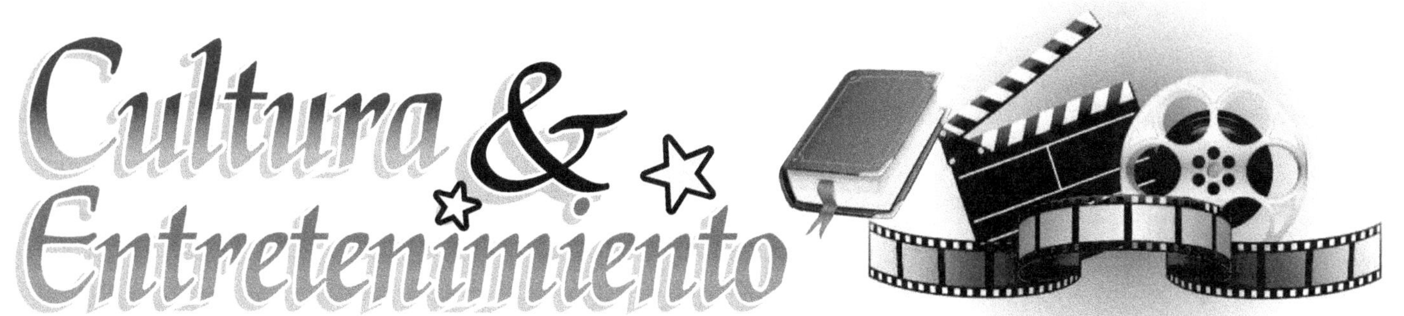

¡**H**ola holaaaaaa queridos Lectores! ¡¡Los saluda Rogeeeeer Rockeeeer!! ¿Cómo han estado? ¿Han estado haciendo los ejercicios que publicamos en números anteriores? ¿Ya empiezan a tener un CUERPATZO? Pues yo ya los estoy haciendo para verme más sensualón y quitarme la pancita, bueno panzota de la contingencia jejejeeje. Yo creo que me voy a tardar un rato en quitármela. ¡Y ya inició el Guadalupe-Reyes! ¡Con toda la comida rica que se hace en estas fechas! ¡Pero igual, aunque comamos mucho no hay que dejar de hacer el ejercicio! ¡Di no a la Lonja! ¡Cuida tu salud!

Y pues bueno, quitando los chismes, porque ya saben que de repente me voy por la tangente, pero regresamos al trabajo para presentarles el excelente proyecto musical de una nueva figura, que es muy talentoso y muy expresivo en sus canciones. Así que sin más preámbulos les presentamos a **¡¡¡PINGÜISTAR!!!**

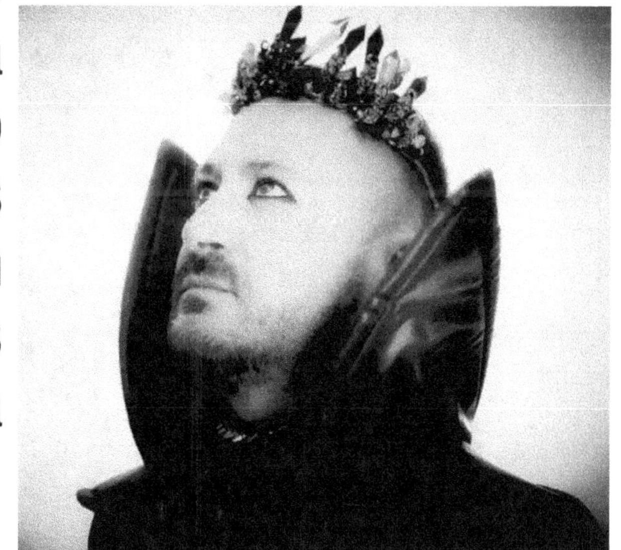

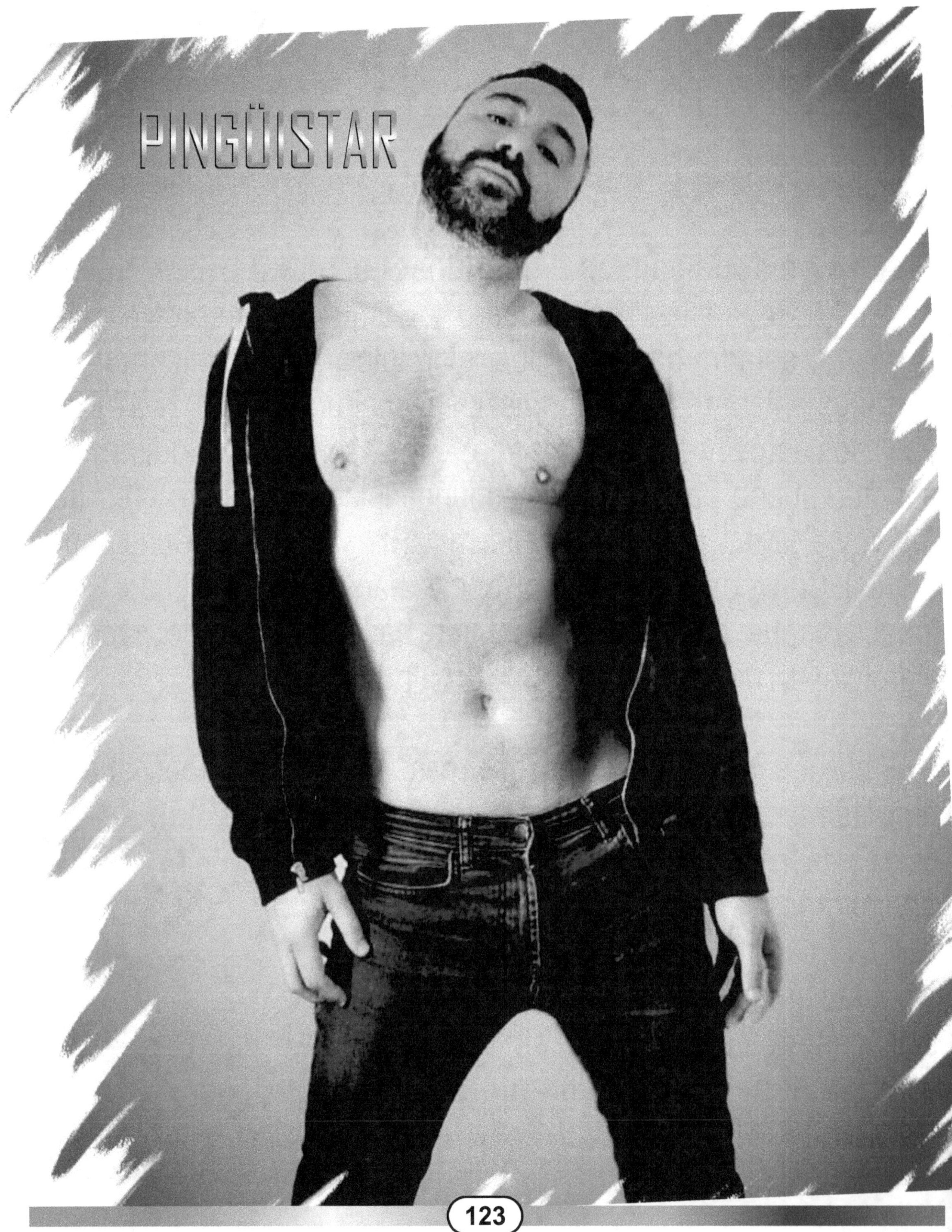
PINGÜISTAR

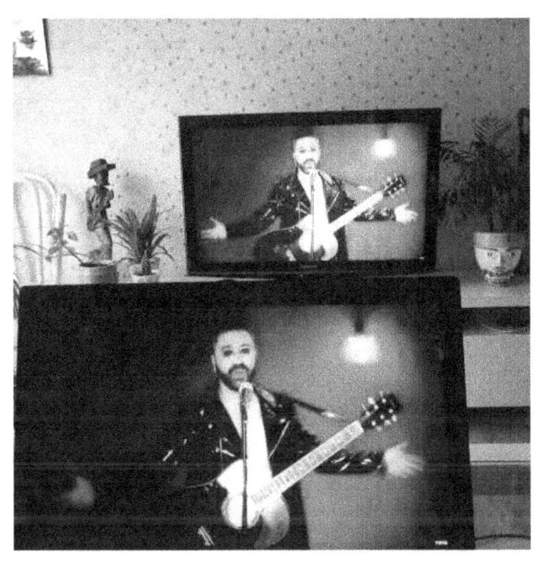

RMG: Para empezar muchas gracias por aceptar esta entrevista. Te agradecemos mucho tu interés en compartir tu proyecto musical con nosotros. Como te platicamos anteriormente hemos conocido tu trabajo y nos parece muy interesante, además de que todas tus canciones contienen mucha calidad. Pero bueno, no nos vamos a acelerar, así que vamos a comenzar por el principio.

RMG: Por favor compártenos ¿cuál es tu nombre completo?

PINGÜISTAR: Mi nombre completo, es José María Urrutia Helguera, aunque todo mi entorno, familia, amigos etc me conocen como Txema

RMG: Cuéntanos un poco de tu historia, para conocer a la persona detrás del artista. ¿Cómo es esa persona?

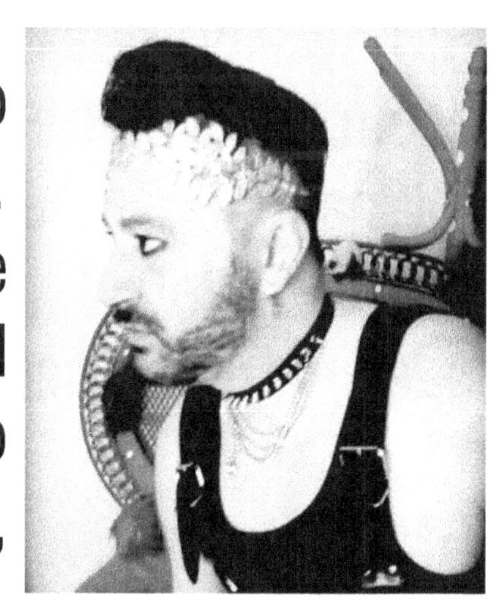

PINGÜISTAR: Bueno… yo me defino como alguien humilde. Nunca he sido una persona… digamos prepotente. Lo que más me caracteriza, es que siempre voy con la verdad por delante, nunca oculto nada, y eso ha sido siempre una virtud y problema a la vez, es decir,

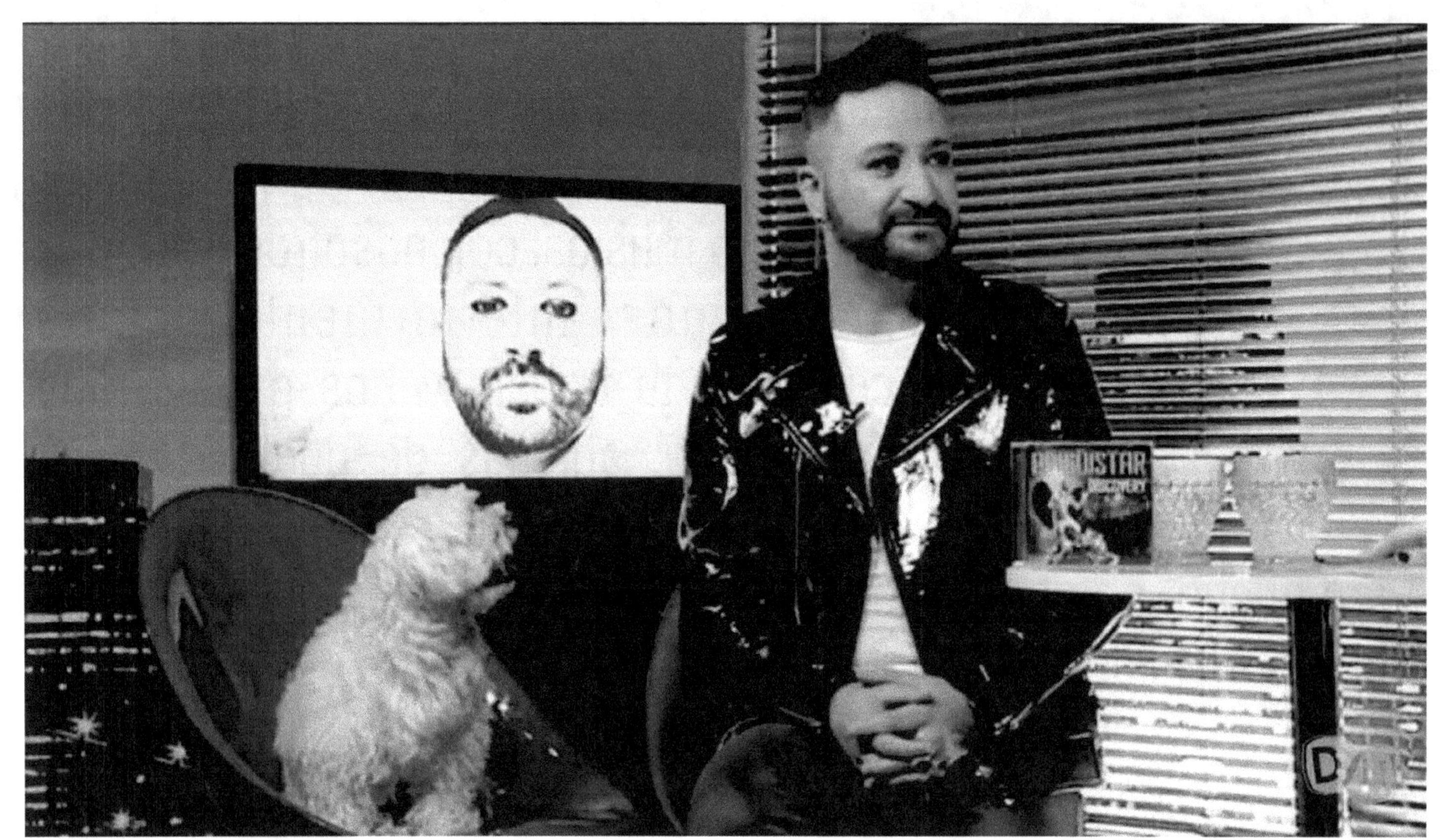

se me ve venir, porque si hay algo que me define es que soy trasparente como el agua. Me he educado en un barrio de Bilbao, concretamente en Santutxu y quizás por ser una persona digamos de barrio, he crecido con unos valores muy humanos donde lo imperativo es el ayudarnos los unos a los otros, sin esperar nada a cambio.

Si hay algo que me define también, es que siempre me gusta escuchar lo que le pasa a las personas y poder hacer lo que esté en mi mano para que no lo pasen mal. Bueno… soy así, a veces EN mi círculo más íntimo, me dicen que soy muy tonto por ser tan pasional con la gente, pero… naci así y así seguiré.

RMG: Muchas veces nosotros como comunidad LGBT tenemos

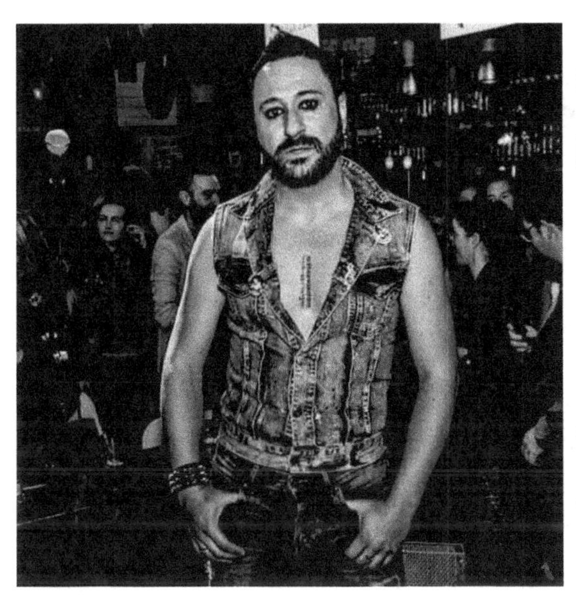

conflictos desde niños. ¿Cómo fue tu niñez?

PINGÜISTAR: Afortunadamente nunca he tenido problemas en mi niñez por ser gay. Sí que es verdad, que en el colegio, en casos puntuales, siempre había alguien que me llamaba mariquita, pero cuando lo hacía yo respondía y no precisamente con palabras. Quizás esa actitud, no era la correcta, pero sí que es verdad, que me hice respetar. Salvo esos pequeños incidentes, que repito, no eran habituales, sino más bien puntuales, podría decir que nunca tuve problemas, tuve una niñez maravillosa.

RMG: ¿A qué edad te diste cuenta de que eres gay?

PINGÜISTAR: Jajajajaja, lo tuve claro, vamos a decir, desde el día que nací. Mis sentimientos por el género masculino, han estado latentes desde que tengo uso de razón.
Siempre he amado a los hombres jajaja, y sinceramente, es algo que he tenido muy claro y siempre fui con la verdad por delante de lo que realmente sentía y me gustaba, quizás por eso, al plantarme de cara, no tuve gran problema. A quien le

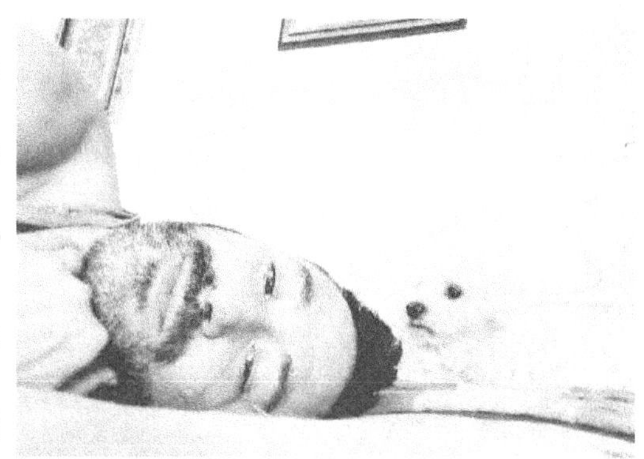

guste pues bien y al que no, pues que mire hacia otro lado.

RMG: ¿Fue difícil para ti aceptarlo? ¿O fue fácil?, Bueno, porque chicos jóvenes como tú muchas veces salen de clóset y nadie se escandaliza a diferencia de generaciones anteriores.

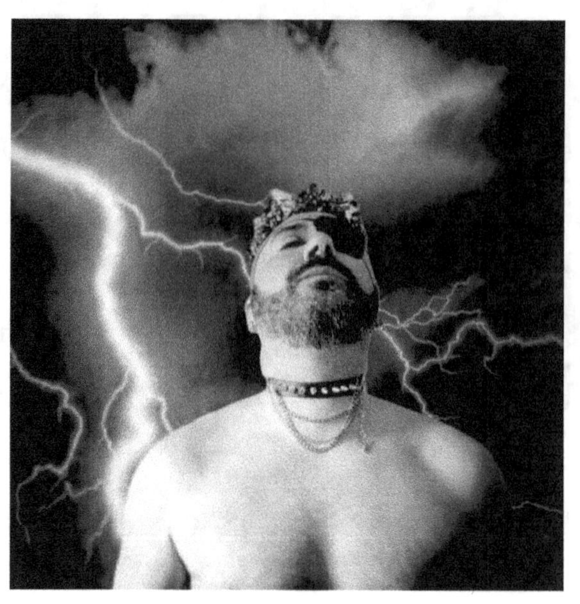

PINGÜISTAR: Como he dicho antes, no tuve problemas para aceptarlo, porque es algo que tenía muy claro desde que tuve uso de razón, pero… sí que es verdad que lamentablemente, muchos chicos y chicas no han tenido la misma suerte que yo. Eso sí que me da verdaderamente lástima, porque yo se que sufren un montón y me duele en el alma que lo pasen mal por sentirse diferentes, en lo que a la sexualidad se refiere. Es verdaderamente triste y penoso. Todos somos personas y el respeto es lo que debería primar, en estos casos, lo pasan bastante mal.

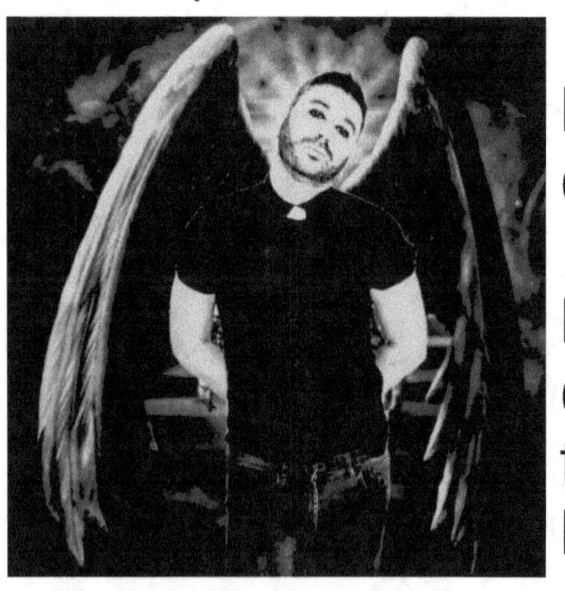

RMG: ¿En qué momento saliste de closet con tu familia?

PINGÜISTAR: Pues desde el momento en el que yo tenía 4 años y me ponía las faldas y los tacones de mi madre, jajaja. Mis padres tenían muy clarito que el niño

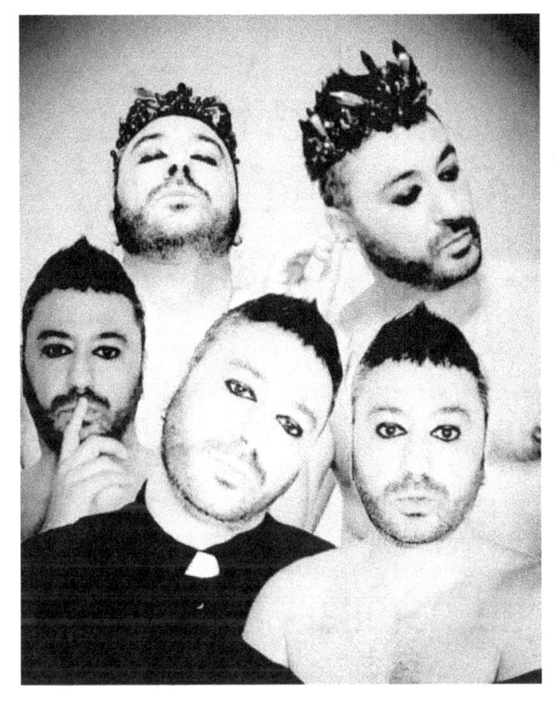

les salía mariquita, jajaja, pero nunca jamás tuvieron problemas en aceptarlo, es más, los juguetes que me compraban eran muñecas porque yo las pedía y ellos me las compraban. Jamás me preguntaron que sentía o que quería, daban por hecho que yo era así y que por lo tanto mientras yo fuera feliz, es lo que verdaderamente valía. Nunca tuve problemas al margen de mis padres, mi familia ya sabía lo que había, puesto que muchas veces me travestía delante de ellos con solo 4 añitos, así que figúrate.

RMG: Te agradeceríamos que nos compartieras un poco de tu experiencia sobre el salir del clóset, ¿cómo fue?

PINGÜISTAR: Bueno… esto es algo particularmente difícil de explicar. Jamás tuve problemas, pero sí que es cierto y comprendo que dependiendo del país, religión, educación, entorno social y familiar en el que se desarrolle tu vida, lo tienes más fácil o más difícil. Quizás yo tuve suerte, repito que soy un chico de barrio y en los barrios ya sabemos lo que pasa, como en los pueblos, es la ley de la supervivencia, o comes o te comen, pero

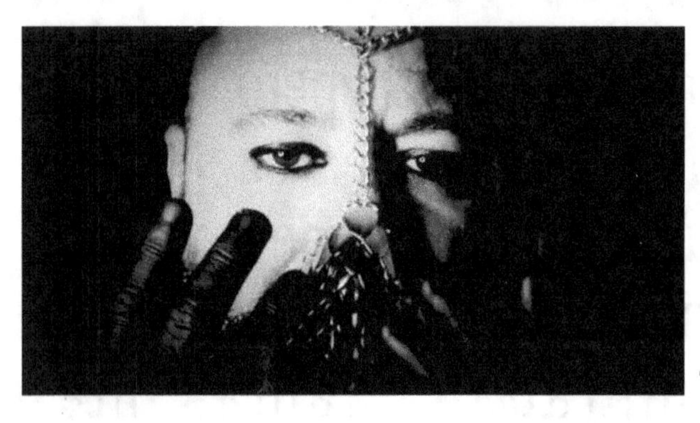

claro… como siempre he tenido mucho carácter, quizás por eso y por mi manera de ser siempre me hice respetar. Supongo que igual las formas no fueron las correctas, pero en esos momentos o te posicionas y te haces valer o te comen vivo.

RMG: ¡Qué buena onda que no tuviste que batallar! O cuando menos no mucho. Cambiando un poquito de tema; sabemos que ha habido algunos cambios en cuanto a Derechos LGBTTTIQ+ en los últimos años en varios países, pero igual sabemos que esto muchas veces se queda en el papel y los prejuicios siguen. Nos interesa conocer tu percepción como artista. ¿Crees que ahora es más fácil ser gay que antes? ¿O está igual?

PINGÜISTAR: Pienso que poco a poco vamos avanzando, pero no todo es oro lo que reluce. Actualmente hay países donde la homosexualidad está castigada con pena de cárcel e incluso muerte, es verdaderamente penoso, al igual que otros países, donde el matrimonio entre dos personas del mismo género está prohibido. Considero que algo más fácil está, en países donde antes era impensable el matrimonio gay como es el caso de España, pero… creo que hay que seguir

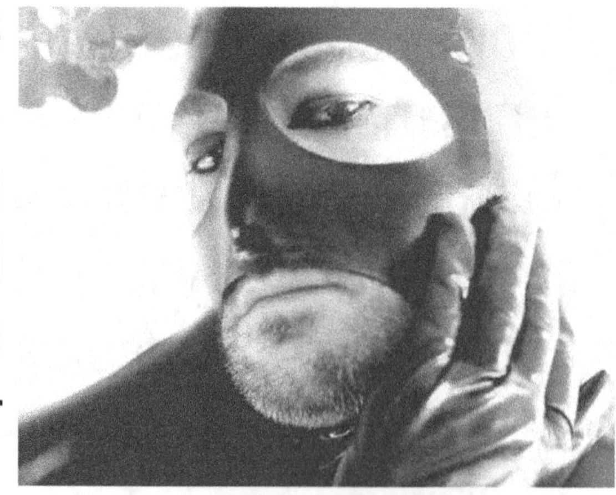

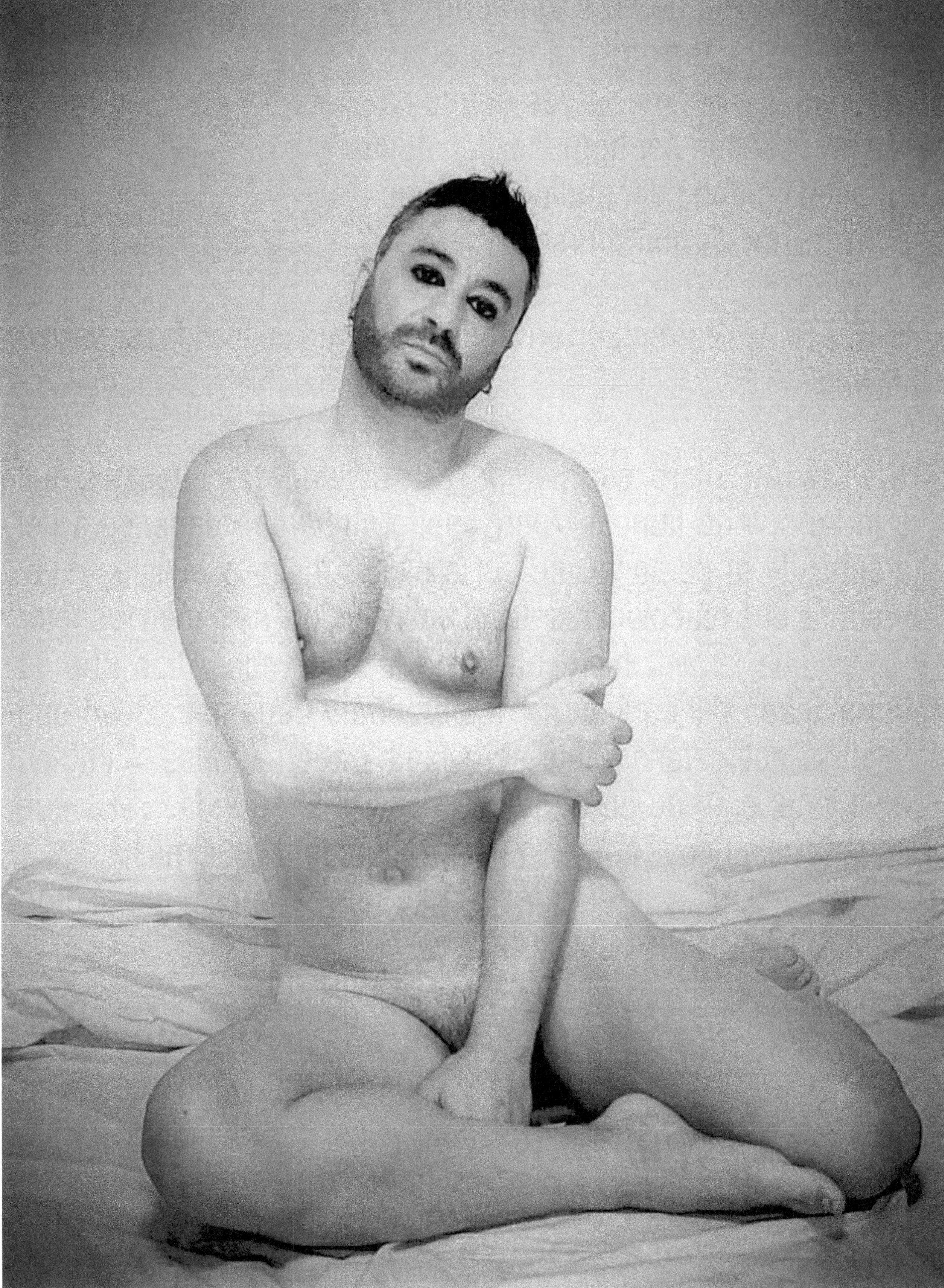

luchando por nuestros derechos y sobre todo, apoyar a aquellas personas que son de países donde es más complicado ser homosexual, aun así, queda mucho por andar y muchos senderos por los que abrirse camino.

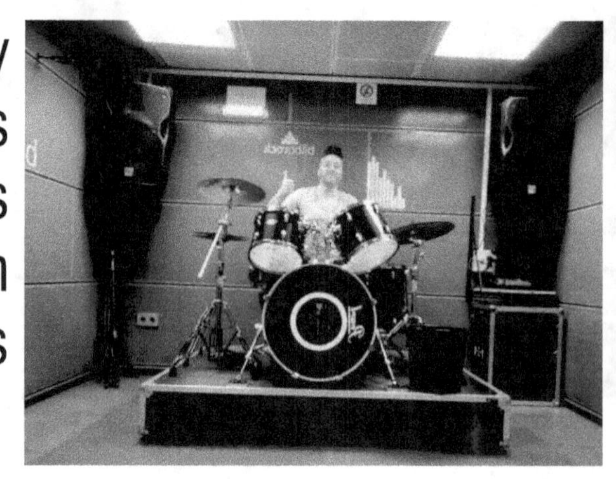

RMG: ¿Tú has enfrentado en algún momento de tu vida rechazo o bullying?

PINGÜISTAR: Claro, eso siempre ha existido, y por supuesto que yo lo he sufrido también, pero repito que luego dependerá del carácter de la persona que sufre ese rechazo o bullying. Hay personas que reaccionan ante tal aberración y se hacen respetar y otras que lamentablemente no. Muchas veces digo que va acompañado del carácter de la persona y de la capacidad que tenga de autodefensa ante semejantes aberraciones. También depende el entorno en el que se desarrolle su vida…. Es que depende de muchas cosas… pero a la pregunta que me haces… sí que lo he sufrido, pero he sabido plantarle cara.

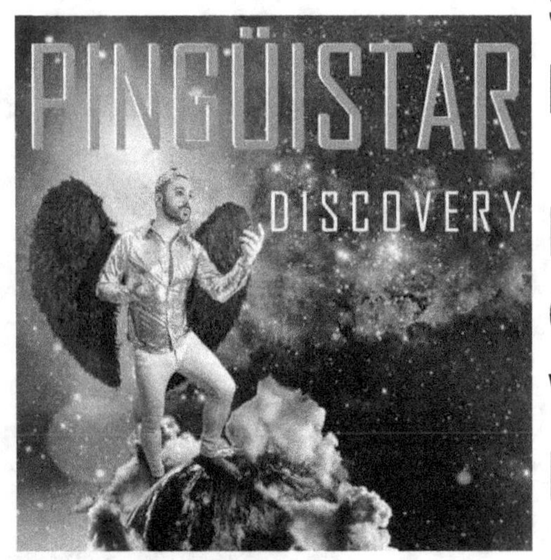

RMG: Te agradecemos mucho la confianza y el compartirnos un poco de tu vida personal. Nos permite conocer un poco al ser humano que está detrás del

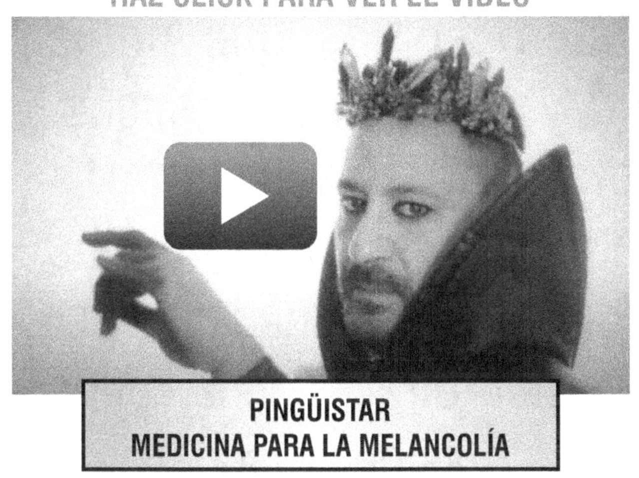

PINGÜISTAR
MEDICINA PARA LA MELANCOLÍA

artista así como también identificarnos más contigo. Ahora pues vamos a entrar a la parte profesional. Muchos cantantes empezaron a hacerlo desde niños, aunque no todos profesionalmente, pero en tu caso ¿cómo fue? ¿desde cuándo comenzaste a cantar?

PINGÜISTAR: Siempre fui cantante, desde niño siempre actuaba y cantaba donde podía. Cuando me hice mayor, quise profesionalizarlo, pero tuve la desgracia de que mis padres fallecieron con cinco meses de diferencia el uno del otro y me quede solo, porque soy hijo único. Ante tal situación, no me quedó más remedio que aparcar mi sueño durante unos largos años y ponerme a trabajar, porque como dice el refrán "quita y no pon, se acaba el montón" en lo que ha dinero se refiere. Así que mientras terminaba mis estudios universitarios "Sociología industrial urbana", me dediqué a trabajar para ganar dinero. Eso, me quito tiempo para poder desarrollar mi carrera artística, y la verdad que fue una pena, porque perdí muchos años de carrera musical.

Pasado un tiempo, volví a retomar la música. Por circunstancias de la vida, se fueron presentando una serie de

PINGÜISTAR - FANTASMA

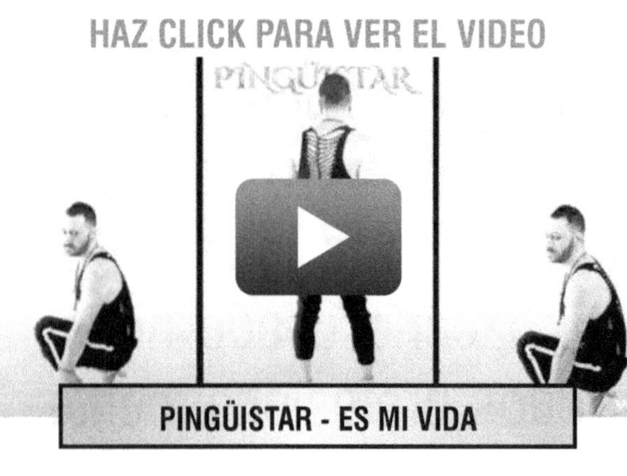

oportunidades, en las que podía desempeñar y desarrollar mi sueño. Hice muchas pruebas, llame a muchas puertas, escribí muchos correos, hice muchas llamadas, y por una cosa y por otra, al final pude culminar lo que más he amado y amo que es la música, tuve mi primer bebé, como digo yo parí mi primer álbum DISCOVERY.

REM: ¡Qué bonito! ¿Estudiaste música y/o canto en alguna escuela o escuelas?

PINGÜISTAR: Estuve estudiando música durante unos años, pero realmente no llegue a terminar esos estudios, la vida me llevó por otros lugares.

RMG: Y bueno en sí cuéntanos un poco de la historia, ¿cómo fue que surgió Pingüistar? ¿De dónde sale tu nombre Pingüistar? ¿Es un proyecto que ya tenías desde hace mucho o en qué momento surgió?

PINGÜISTAR: Pues mira, el nombre de Pingüistar nace, porque mi pareja y sus amigos cuando me conocieron me pusieron de mote Pingüi. Me lo pusieron

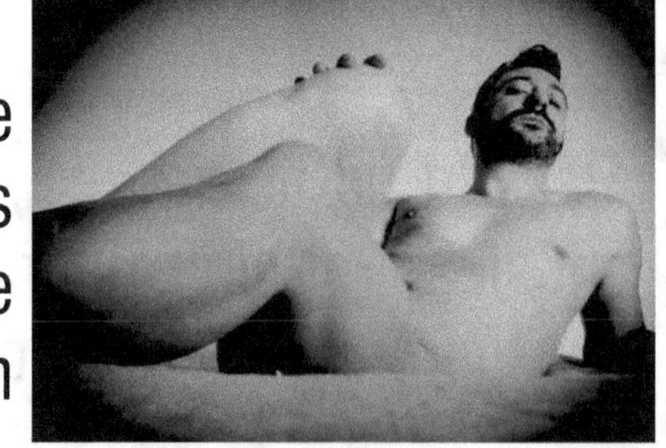

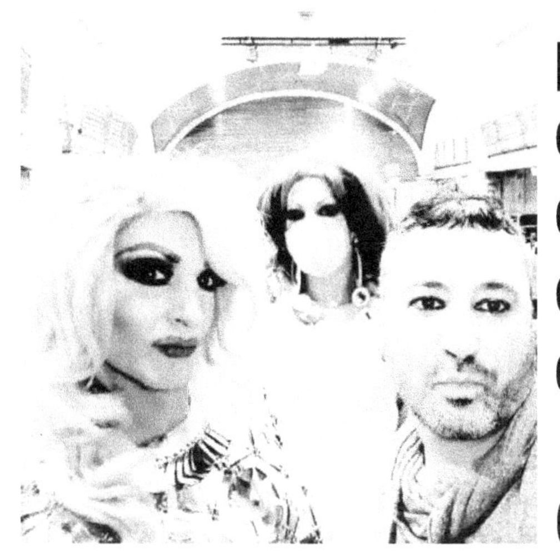

porque por aquel entonces, yo vestía con chaleco negro y camisa blanca, como los camareros y por lo tanto decían que era como los pingüinos, así que me quede con el mote de Pingüi.

Cuando profesionalicé mi carrera musical, necesitaba un nombre artístico, se me ocurrieron muchos, pero ninguno me gustaba. Así que, un día en el coche, mientras iba de viaje, empecé a hacer composiciones de mi mote Pingüi con otras palabras y se ocurrieron muchas ideas, entre ellas PINGÜISTAR, que es la opción que más me gustó.

RMG: Qué curioso, ahora sí que el nombre prácticamente la vida te lo puso sola... ¿A ti te apoya una disquera? Porque vemos que estás en Spotify ¿cómo fue que llegaste allí? Sirve que le das algunos tips a muchos cantantes y grupos que también quieren estar disponibles en las plataformas actuales.

PINGÜISTAR: Bueno… realmente yo me he hecho a mí mismo. La única disquera con la que cuento, es una firma de artistas independientes, que es la que distribuye todo mi trabajo por todas las plataformas digitales y quien me fabrica el formato

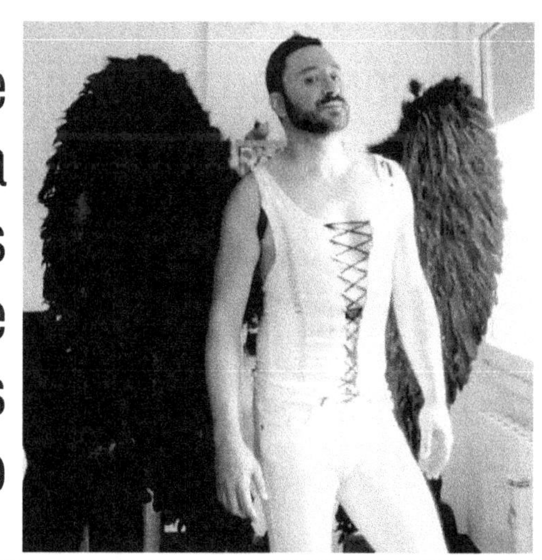

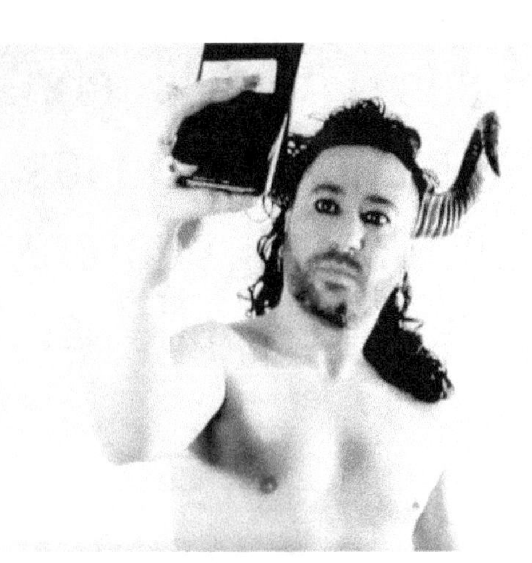

físico de mi álbum. Como artista independiente, soy yo quien gestiona mi trabajo y mi carrera musical y quien decide lo que quiero lanzar al mercado en lo que a canciones, videoclips se refiere. Tengo total libertad.

Encontrar mi sello discográfico, fue cosa mía. Preguntar, investigar, llamar, etc… al final solo cuentas contigo mismo para poder seguir adelante.

Hay artistas que te apoyan y otros que lamentablemente no lo hacen, digamos que es como un océano lleno de tiburones, en que el que tienes que ir con pies de plomo, y donde te vas a encontrar a personas de la profesión que te van a echar una mano y otros que no, y por supuesto tienes que saber a quién te acercas y quién se te acerca. Sobre todo lo que prima, es ser buena persona y por supuesto no ir con segundas intenciones.

RMG: Hemos visto tu trabajo y nos parece que tiene mucha calidad y cuentas con una voz bastante versátil con la cual proyectas mucha emoción. ¿Qué es lo que te inspira al cantar?

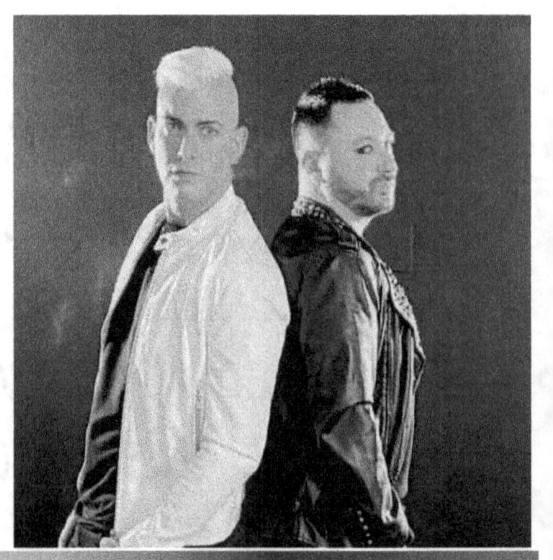

PINGÜISTAR: Lo que me inspira cantar es

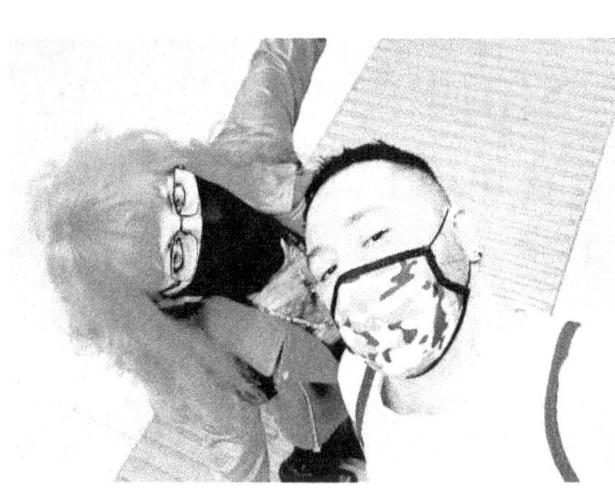

el corazón, sé que suena bastante cursi, pero si te digo la verdad me entenderías. Cuando grabas una canción y no sientes nada, sale un desastre, pero cuando le pones sentimiento, sale una obra maestra.

Cantar es lo que más me gusta en esta vida, pero siempre digo lo mismo. Ser un buen cantante es aquel que no sólo canta bien, sino que también sabe trasmitir la canción a quien la escucha. Por cantar, todos cantamos, pero hay algo que muchos artistas no tienen y es "carisma" y la capacidad de transmitir lo que cantas.

RMG: Tienes toda la razón. Como bien sabes, nuestro interés es dar a conocer contenido de gran calidad como el tuyo ¿durante tu carrera has recibido algún apoyo o patrocinio? Y ya que estamos en confianza, Pingüi, aprovecha para desquitarte je, je je: ¿Alguien te ha metido el pie en algún momento? Porque de por sí estar en el medio de la música es muy complicado, y para los miembros de la comunidad LGBTTTIQ+ creo que es todavía más, porque sigue siendo un tema un poco incómodo si uno es Gay o Lesbiana y no todos quieren apoyar o patrocinar a cantantes LGBTTTIQ+.

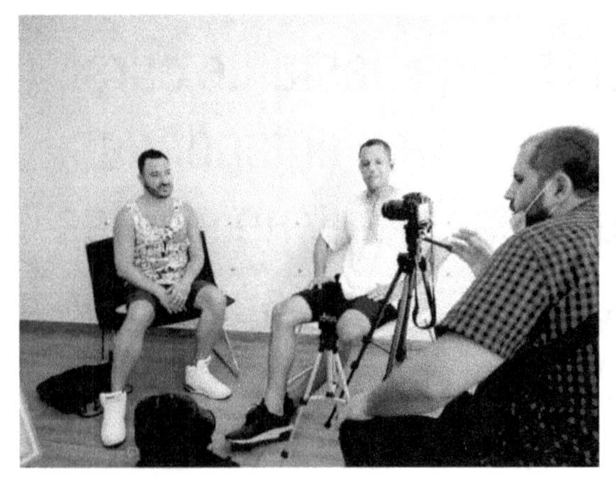

PINGÜISTAR: Sinceramente me considero un artista con suerte, porque en la gran mayoría de los casos he tenido el apoyo incondicional de muchos artistas, periodistas y locutores de radio que han estado pendientes de mi carrera musical y siempre me han difundido y asesorado muy bien. Por supuesto que me he encontrado, penosamente con algún artista del colectivo que no me ha apoyado en ningún momento y lo más gordo de todo es que me lo ha hecho saber por terceras personas, eso sí que es penoso… pero bueno como digo yo "el que se pica, ajos come"

Yo voy a mi rollo y a mi bola, sin hacer daño a nadie y por supuesto ayudando en lo que pueda a todos aquellos artistas que más lo necesitan. Nadie te va a robar bolos, jajaja.

RMG: Para los que no conocen el medio y tienen el sueño de llegar a ser profesionales como tú, cuéntales, ¿cómo ha sido eso de buscar apoyos o patrocinadores? ¿Qué tantas adversidades pasaste para llegar a salir del anonimato? Ya que nos gustaría que nuestros lectores conocieran un poco el detrás de cámaras o más bien detrás del micrófono.

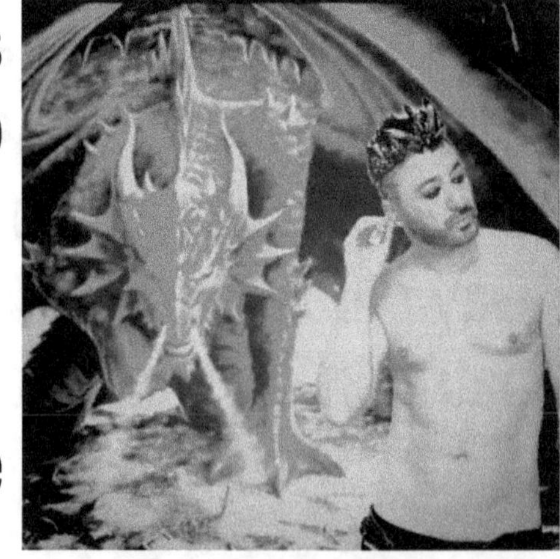

PINGÜISTAR: Puf, es tan complicado… Todo va a depender sobre todo de la suerte que tengas y por donde sepas moverte. Si sales en algún programa de televisión como operación triunfo entre otros, lo más probable es que una discográfica potente te contrate y desde el minuto uno, lo tengas todo solucionado (disco, promoción, videos etc). Pero para el

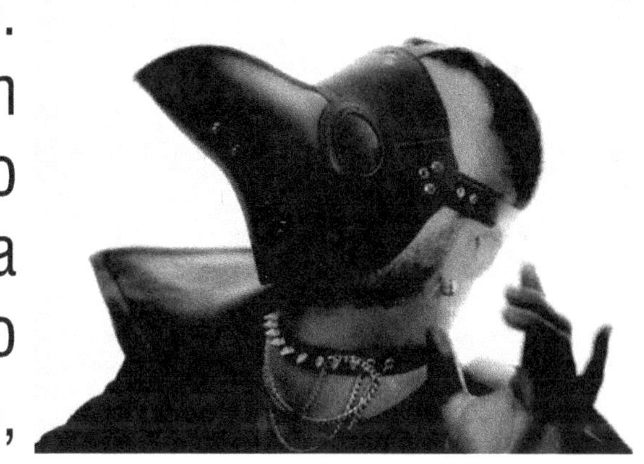

resto de artistas que tiene que buscarse la vida desde cero es bastante difícil, sinceramente no es un camino de rosas.

Buscar apoyos y patrocinadores no es tarea fácil. Sí que es verdad que actualmente las redes sociales, como instagram, facebook entre otras redes, ayudan bastante, pero tiene un alcance de personas limitado. Quizás lo más acertado es buscarte la vida y dedicarte solo por y para esto, solo así consigues posicionarte y hacer que tu trabajo merezca la pena. También tienes que contar con gente que te apoye, sobre todo personas del sector en el que te mueves, pero lo más importante es, ser humilde y no ir con otras intenciones, porque como digo yo, la policía no es tonta y enseguida se dan cuenta de las pretensiones que puedas tener.

Lo digo porque he visto a otros artistas no llegar a la meta que se habían propuesto porque básicamente se les ha visto el plumero. De ahí la importancia de ser una

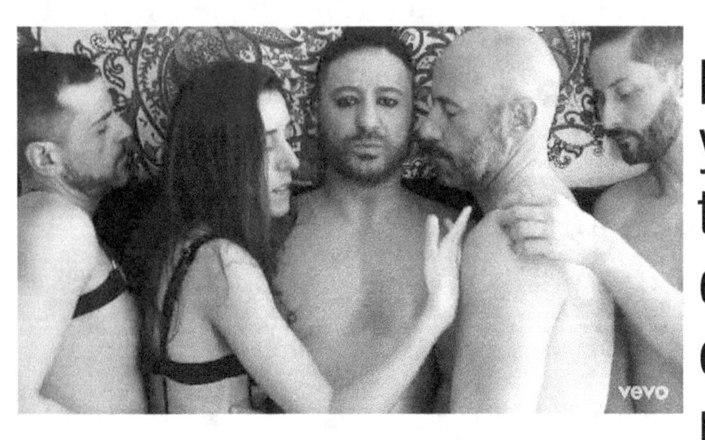

persona real, sincera, profesional y con un buen saber estar, y sobre todo confidencialidad, porque en este mundo te enteras de todo lo que se hace y se dice. Aun así, repito que no es nada fácil.

RMG: Sí, es un camino complicado que requiere mucho esfuerzo. Por otro lado, también sabrás que, en este mundo de hoy tan globalizado, cantar sólo en español pues en estos días ya no es suficiente para llegar a todo el público, incluyendo el de la Comunidad LGBTTTIQ+, que en especial en estos días, se ponen cada vez más exigentes; además de que hay mucha competencia. También sería muy interesante que cantaras en otros idiomas, por ejemplo: inglés, italiano, portugués, francés. ¿Has pensado en cantar tus canciones en algún otro idioma que no sólo sea español?

PINGÜISTAR: Por supuesto, de hecho, tengo una canción grabada en italiano que es la versión de mi canción Piénsatelo, que lleva por título Decidilo. Está en todas las plataformas digitales. La grabé en 2019 y la lancé a primeros del 2020.

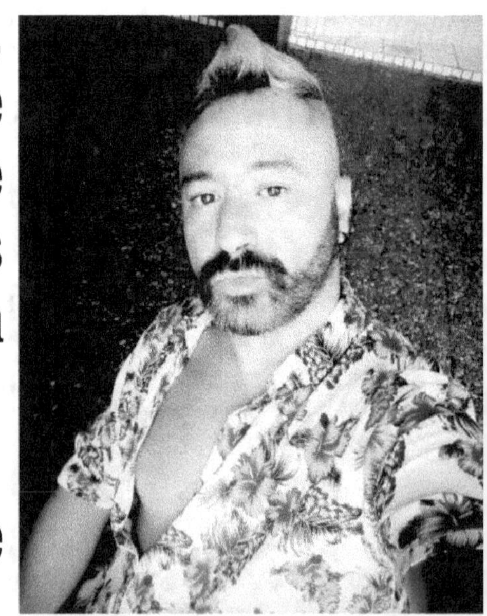

Siempre me he considerado un cantante

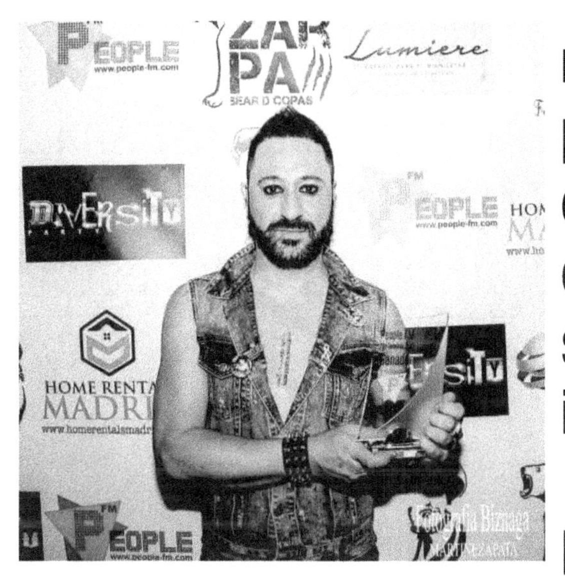

muy versátil y por eso en todas mis producciones también intento cantar en otros idiomas. Por el momento cuento con esta grabación en italiano, pero por supuesto, no descarto grabar en otros idiomas en un futuro.

PINGÜISTAR: Otro detalle que sería interesante que nos compartieras, porque, bueno, muchos sueñan con ser artistas famosos, pero dando a conocer un poco más sobre ser famoso, ¿cómo ha afectado eso a tu vida amorosa, por ejemplo? ¿Qué tanto ha cambiado tu vida familiar? Porque a veces, el combinar la vida personal con la vida artística está cabrón.

PINGÜISTAR: Siempre he dicho que si algún día era famoso lo sería por tener un trabajo digno e impecable. A mí no me gusta la fama en la que se airean tus trapos sucios, me gusta la fama en la que lo eres, porque tu trabajo gusta y gustas. Quizás el haber ido por esa línea, ha hecho que mi vida amorosa no se haya visto alterada por nada de esto, sigo igual, con la misma persona de hace 23 años. Creo que tienes que tener claro, qué es lo que quieres y qué es lo que no quieres en tu vida. Dudas tenemos todos, pero tienes que poner en la balanza qué es lo que te hace

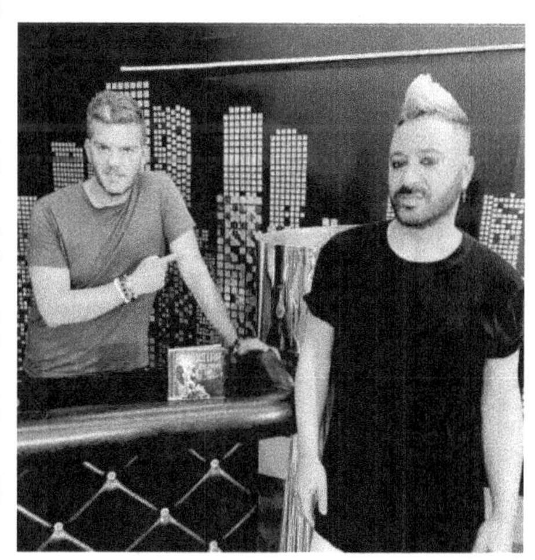

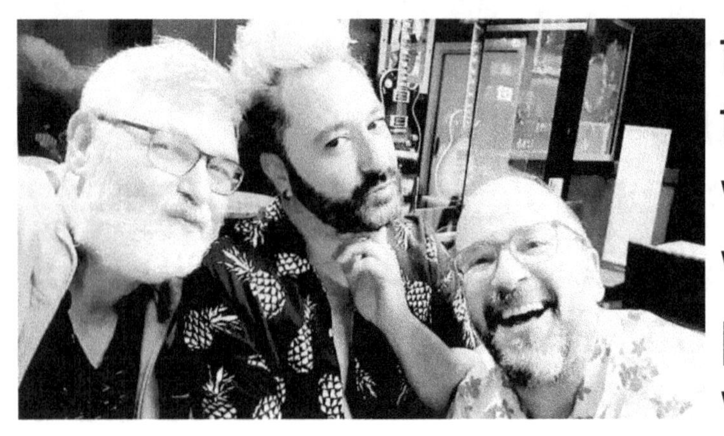

feliz y quién es quien te da la felicidad. Afortunadamente, mi vida familiar y de pareja no se han visto alteradas en todo este proceso, y eso es una gran ventaja.

RMG: ¡Pues qué afortunado! También otro aspecto, con esta pandemia tan terrible que nos ha tocado vivir, donde nos han cambiado la forma de vida a todos y un aspecto importante es que a toda la gente que se dedica a la música y al espectáculo, les ha pegado bien duro. ¿Cómo te ha afectado a ti y a tu proyecto musical? ¿Cómo se han adaptado para seguir?

PINGÜISTAR: Dentro de toda esta desgracia que desafortunadamente todo el planeta está viviendo, a mí, a nivel profesional, no ha afectado tanto como yo esperaba, puesto que todo este año me he dedicado a grabar el que será mi segundo álbum y que verá la luz de cara quizás a octubre del 2021.

Toda la promoción de mi primer álbum Discovery, la desarrollé entre el 2018 y 2019, y ya de cara al 2020 tenía proyectado la grabación de un segundo álbum y como broche final a mi primer trabajo hacer la grabación del videoclip

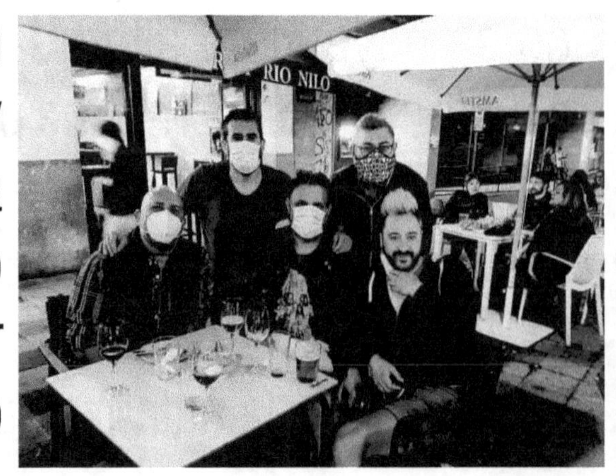

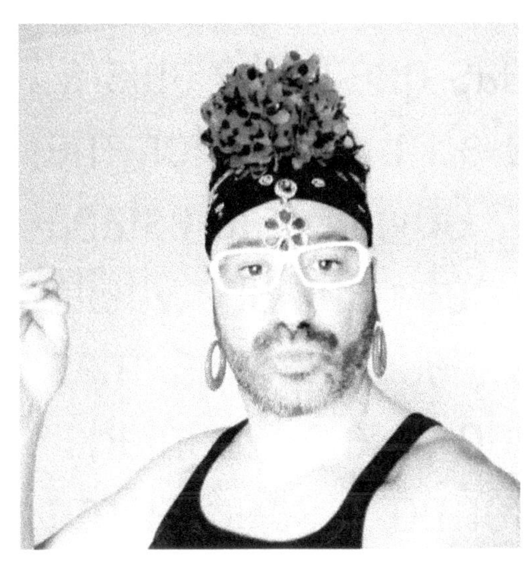

de la canción "Medicina para la melancolía" que se lanzó hace un par de semanas.

Con esto quiero decir, que para la promoción de mi primer álbum, no he tenido problemas. Respecto al trabajo, sí que es verdad que he actuado menos, puesto que todos los eventos y conciertos se suspendieron, pero bueno… de alguna manera o de otra hemos seguido trabajando, de forma diferente, eso sí, simultáneamente componiendo y grabando mi segundo álbum.

RMG: Algo que en lo personal me pareció muy interesante y novedoso es tu canción de "Piénsatelo", donde tocas precisamente los problemas de las parejas Gay. Esto es algo que creo que no se había hecho antes. Porque es un lado de nuestras vidas que no siempre se muestra, pero igual como cualquier pareja, las parejas Gays también sus problemas. Además de que está pegajosa. ¿Cómo surgió la idea de hacer una canción así?

PINGÜISTAR: Pues créeme si te digo que esa canción tiene la friolera de 20 añazos, pero siempre estuvo en un cajón, ya me entiendes,

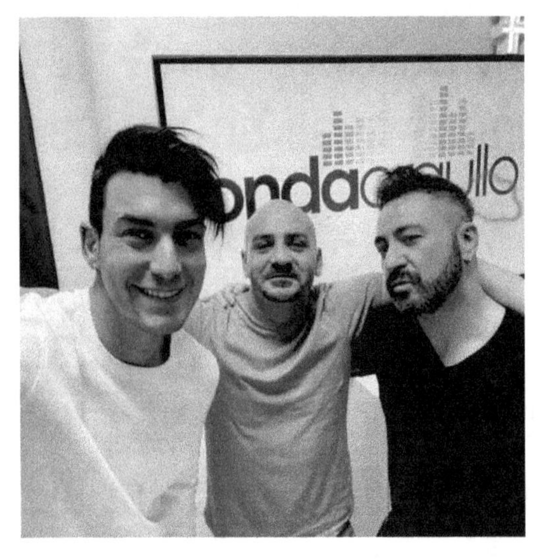

canciones descartadas que nadie quiere. Cuando yo me junte a mi productor, me ofreció esta canción. Obviamente estaba muy antigua y había que darle una vuelta en en la sartén, es decir, hacerla más actual. Así que cuando opté por cantarla, la canción se transformó y se le dieron sonidos de los 90 sin olvidarnos de los sonidos actuales.

Curiosamente esta canción Piénsatelo que es mi hit, yo también la rechacé, pero pasados unos meses, me arrepentí de no haberla elegido y reculé, así que llamé a mi productor y le dije…. "he pensado que no voy a rechazar piénsatelo, la voy a grabar"…. Y mira tú por dónde es la que me dio un modesto éxito, básicamente se me relaciona con esta canción.

Cada vez que hablan de mi suelen decir "ahhh sí, el cantante de Piénsatelo", supongo que cada cantante tenemos una canción con la que nos identifican más.

RMG: Y bueeeeeeeno, aprovechando que estamos en confianza, cuéntanos Pingüistar, ¿hay algún romance en tu vida?

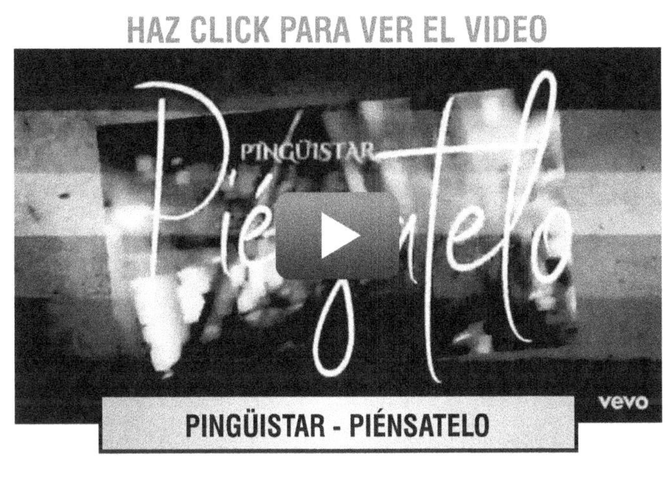

PINGÜISTAR: ¿Romance? Jajajaja, ya te contesté a esa pregunta anteriormente, jajaja. Llevo nada más y nada menos que 23 años con la misma persona, así que fíjate que romance más largo, prácticamente llevo casi toda mi vida con él y me va de lujo.

RMG: ¡Ay perdón Pingüi! ¡Ja ja ja ja ja! Se me olvidó que te me adelantaste y ya me la habías respondido antes ja ja ja ja ja. Disculpa, nos pasamos a la siguiente: ¿Y qué proyectos tienes a futuro? ¿Vendrá un nuevo disco pronto?

PINGÜISTAR: Tengo muchos proyectos en mente, desde luego. Para el año que viene tengo previsto sacar mi segundo álbum, que como dije antes estoy pensando si sacarlo de cara al mes de octubre, claro está, todo dependerá de cómo evolucione la pandemia.

Lo que sí tengo claro es que seguramente, para el mes de abril como muy tarde, lance el primer single de mi segundo álbum con videoclip incluido. Así que si todo va bien, me espera un año bastante apasionante dentro de lo que pueda pasar.

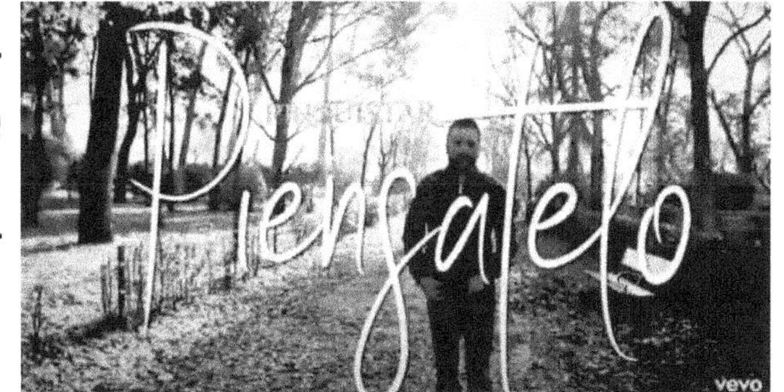

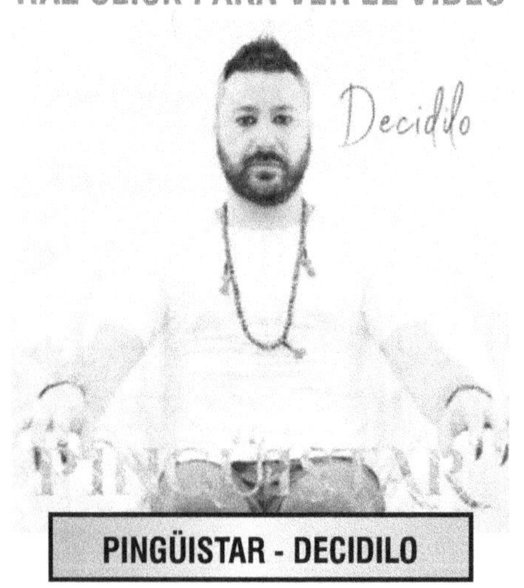

PINGÜISTAR - DECIDILO

En este segundo álbum, habrá sorpresas porque llevara la misma línea que el primero pero con muchas variaciones. Habrá alguna balada mas y muchas canciones movidas, entre ellas dos composiciones mías tanto de letra como instrumental. Así que os puedo decir que el álbum se compondrá de 16 temas inéditos.

Tengo mucha fe puesta en este segundo trabajo porque está más elaborado y es más maduro a nivel profesional, y claro también hay muchos más productores metidos en el ajo, aparte de mí mismo, por eso digo que habrá mucha variedad de sonidos y de melodías, algo chulo y variado que no aburrirá.

RMG: Excelente, ya quiero escuchar algo.

RMG: Ya para finalizar, como siempre, le preguntamos a todos los artistas que hemos entrevistado, ¿qué consejos le darías a nuevas generaciones de artistas LGBTTTIQ+? ¿Y qué consejos les darías a los chicos LGBTTTIQ+ a los que no son artistas?

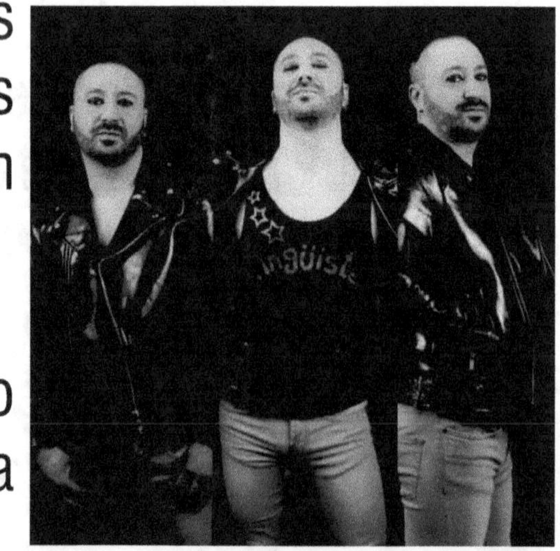

PINGÜISTAR: Pues siempre repito lo mismo, lo que más tiene que primar es la

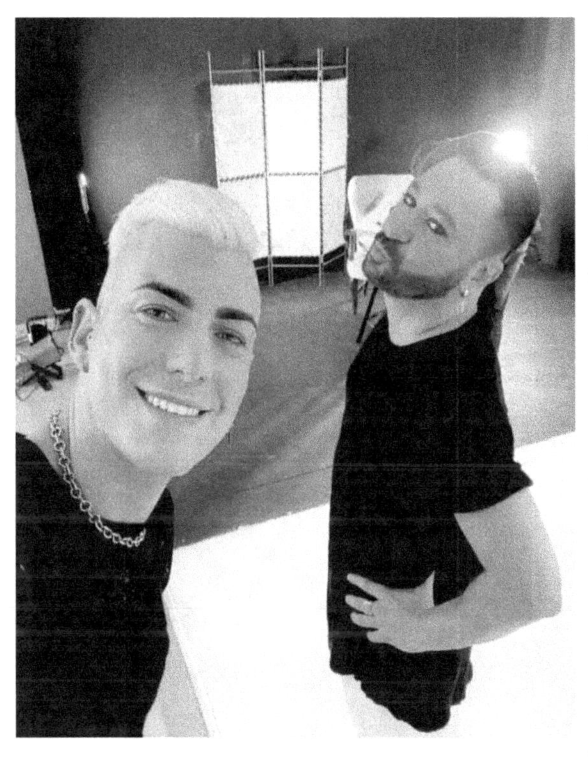

humildad, el ser buena persona y el ayudar a los demás dentro de lo que se pueda. Eso va a definir mucho tu carrera musical, porque no es lo mismo que piensen bien de ti a que piensen mal, por eso, siempre digo que de hacer algo, hacerlo sin esperar nada a cambio y sobre todo, luchar mucho por tus sueños. Esto no es nada fácil y muchos días sientes que lo haces no vale para nada, pero no hay que desistir, nadie ha dicho que el mundo del artista fuese fácil. Aquí se sufre mucho pero cuando las cosas te salen bien, sientes que estas en el cielo. Si sirve de algo, mi lema es… "el que la sigue, la consigue", eso respecto a los nuevos artistas que quieren abrirse camino.

Respecto a los que no los son, pues lo mismo, dosis de ayuda y de humildad y sobre todo, el respeto, eso que no falte. En nuestro colectivo es necesario que nos ayudemos los unos a los otros, puesto que juntos tenemos mucha más fuerza y se nos puede escuchar mejor.

RMG: Eso sí. Nosotros también hemos muchas veces mencionado y sugerido que entre nosotros hay que ayudarnos y apoyarnos. De por sí la vida es bastante cabrona, ¿para qué

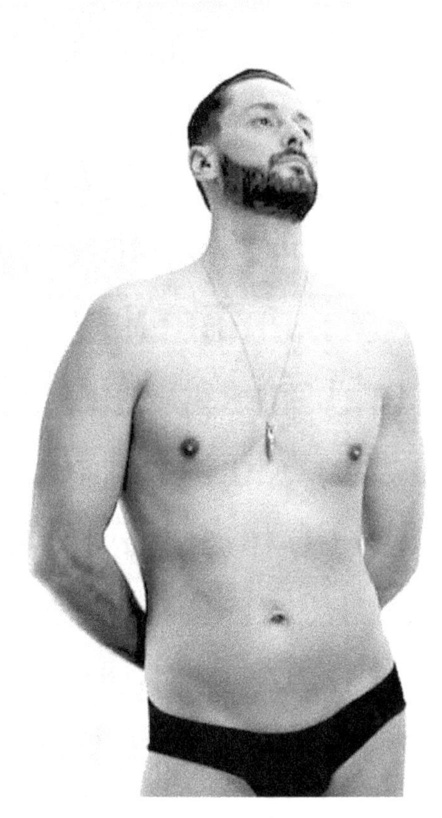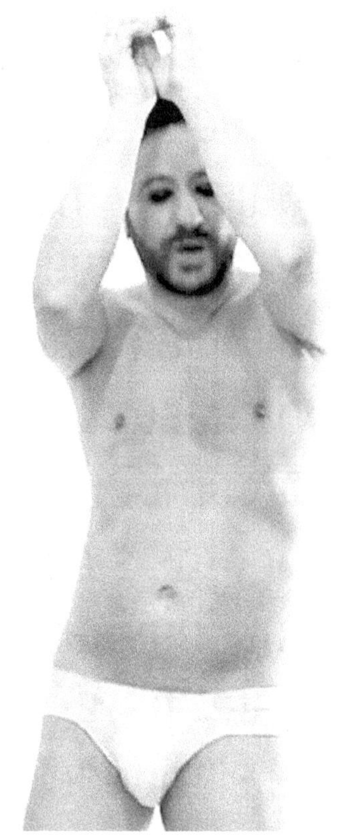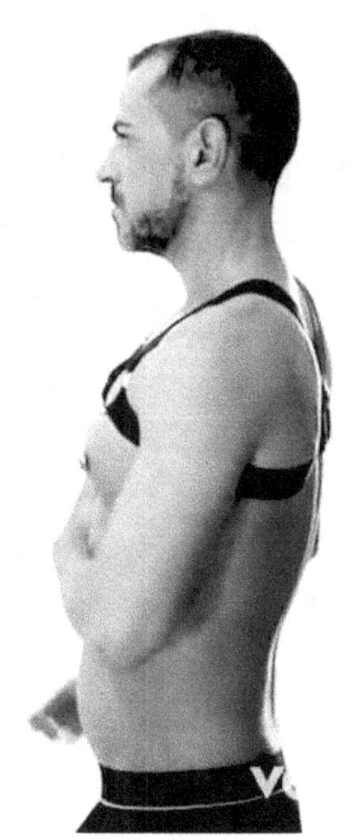

encima hacernósla más difícil entre nosotros mismos? Me dio muchísimo gusto el haberte conocido. Muchísimas gracias Pingüi, por regalarnos un poco de tu tiempo y contarnos tanto de ti como persona como de tu trabajo.

Así que chicos, chicas, chiques, NO OLVIDEN BUSCAR A PINGÜISTAR en las redes sociales Youtube, Spotify, etc.
Instagram: pinguistar_oficial
Youtube : Pinguistarvevo (videoclips)
Youtube: pinguistar (álbum y singles)
Resto plataformas digitales… pingüistar…

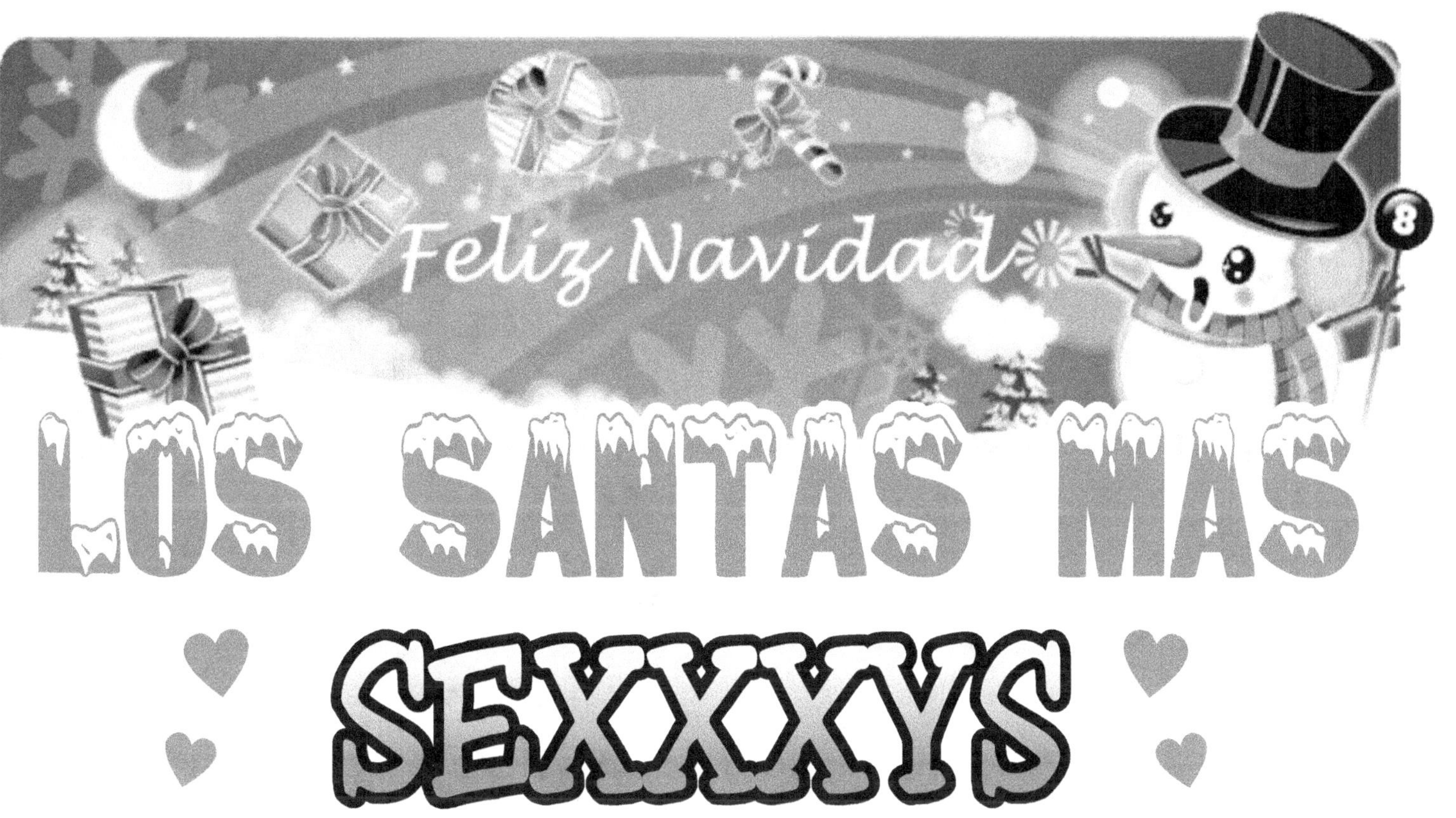

¿Cómo están queridos lectores? ¡Espero que todos estén pasando unas felices fiestas! Abríguense bien y no bajen la guardia. Recuerden que todavía estamos en cuarentena. Así que síganse cuidando.

Sabemos que en estos tiempos en la mayor parte del Mundo donde se Celebra la Navidad pues hace mucho frío. Hay que abrigarse bien y cuiddarnos. Así que les vamos a recrear un poco la pupila con los santas más sexys. ¿Quién no ha tenido alguna Fantasía Navideña? Y por cierto... ¿Ya escribieron su cartita a Santa? ¿Qué le van a pedir? Cuéntenos a nuestro correo mundogay.revista@gmail.com y sin más preámbulos los dejamos con estos rorros para que nos quiten el frío. ¡DISFRÚTENLO!

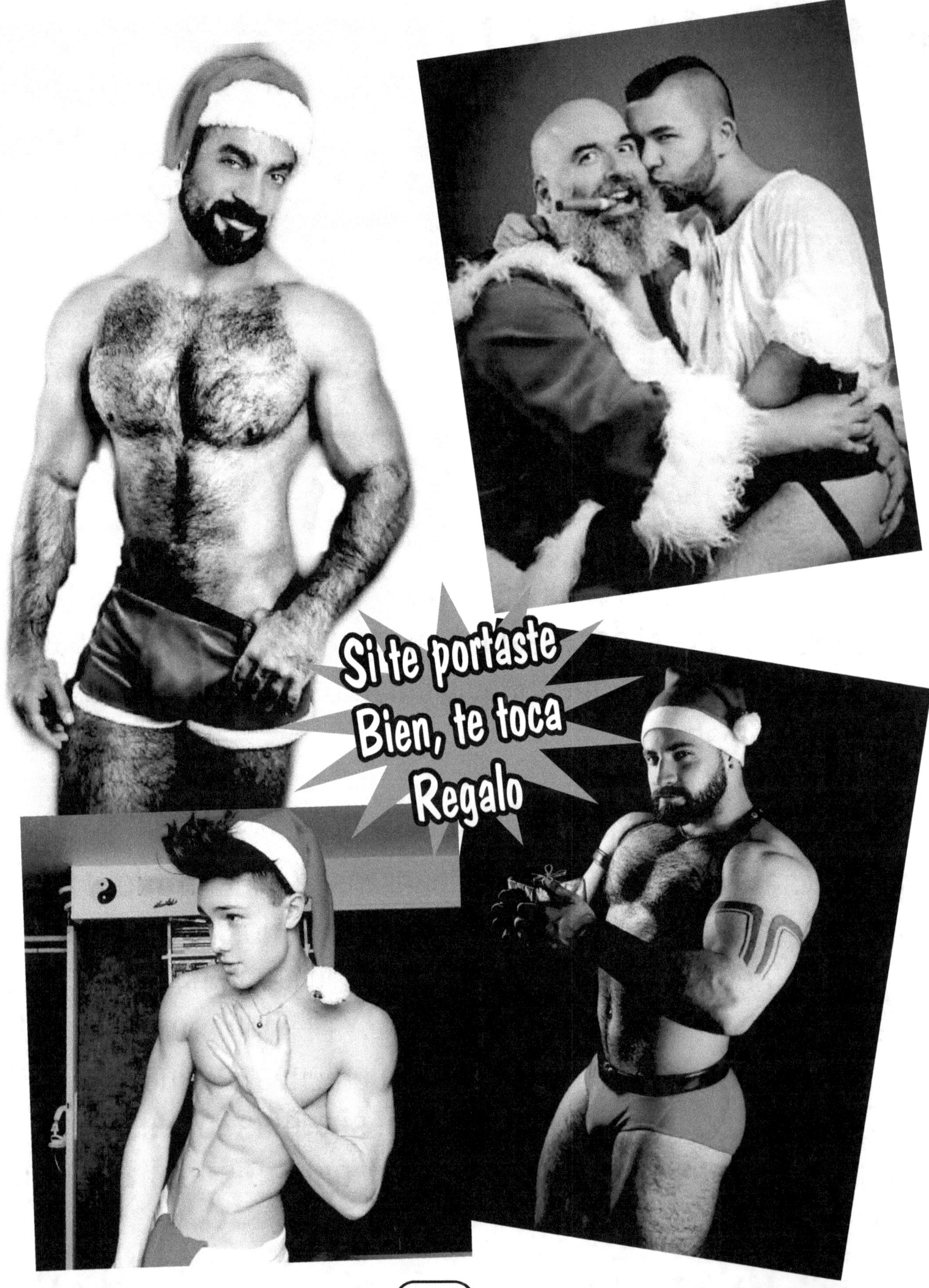

Si te portaste
Bien, te toca
Regalo

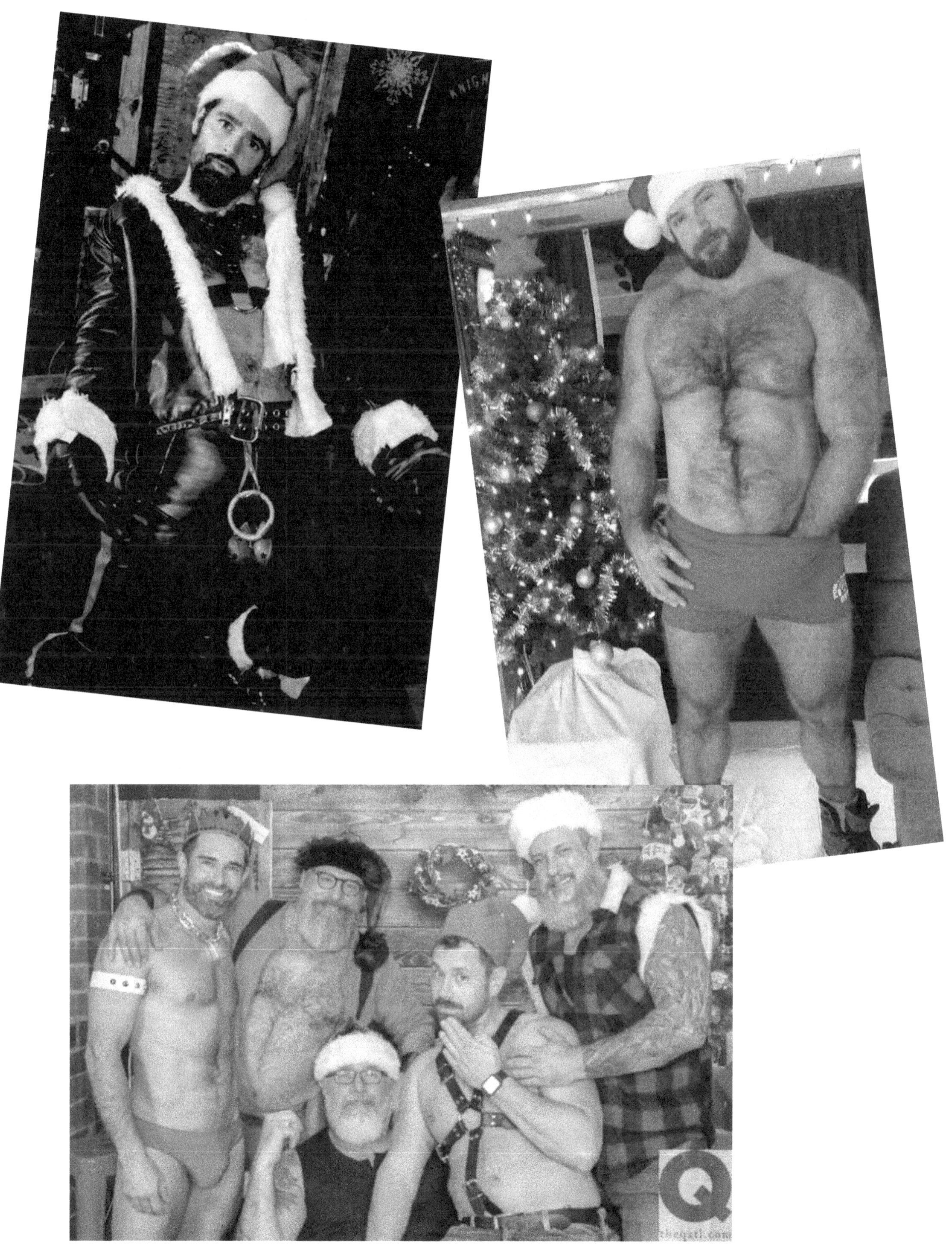

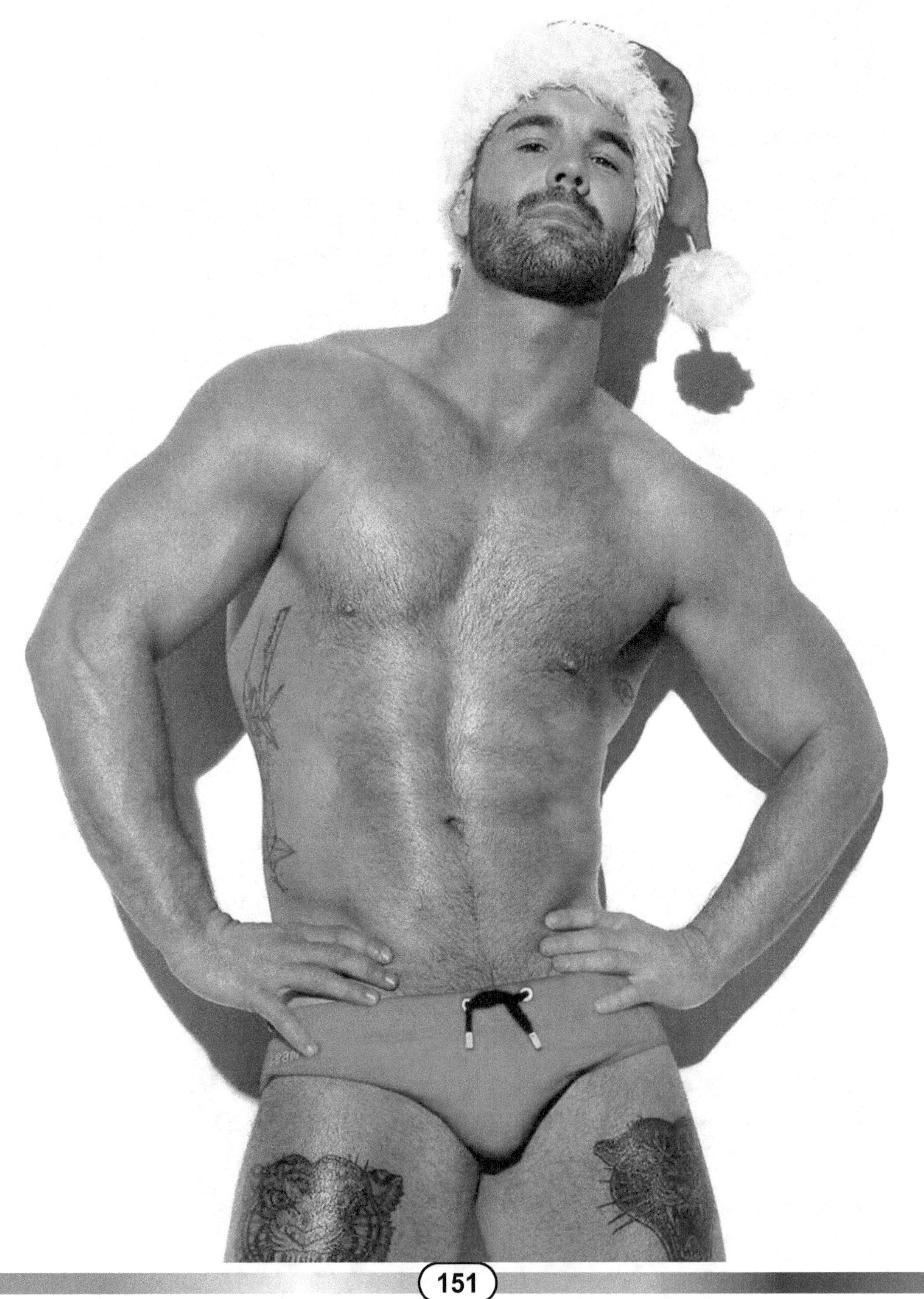

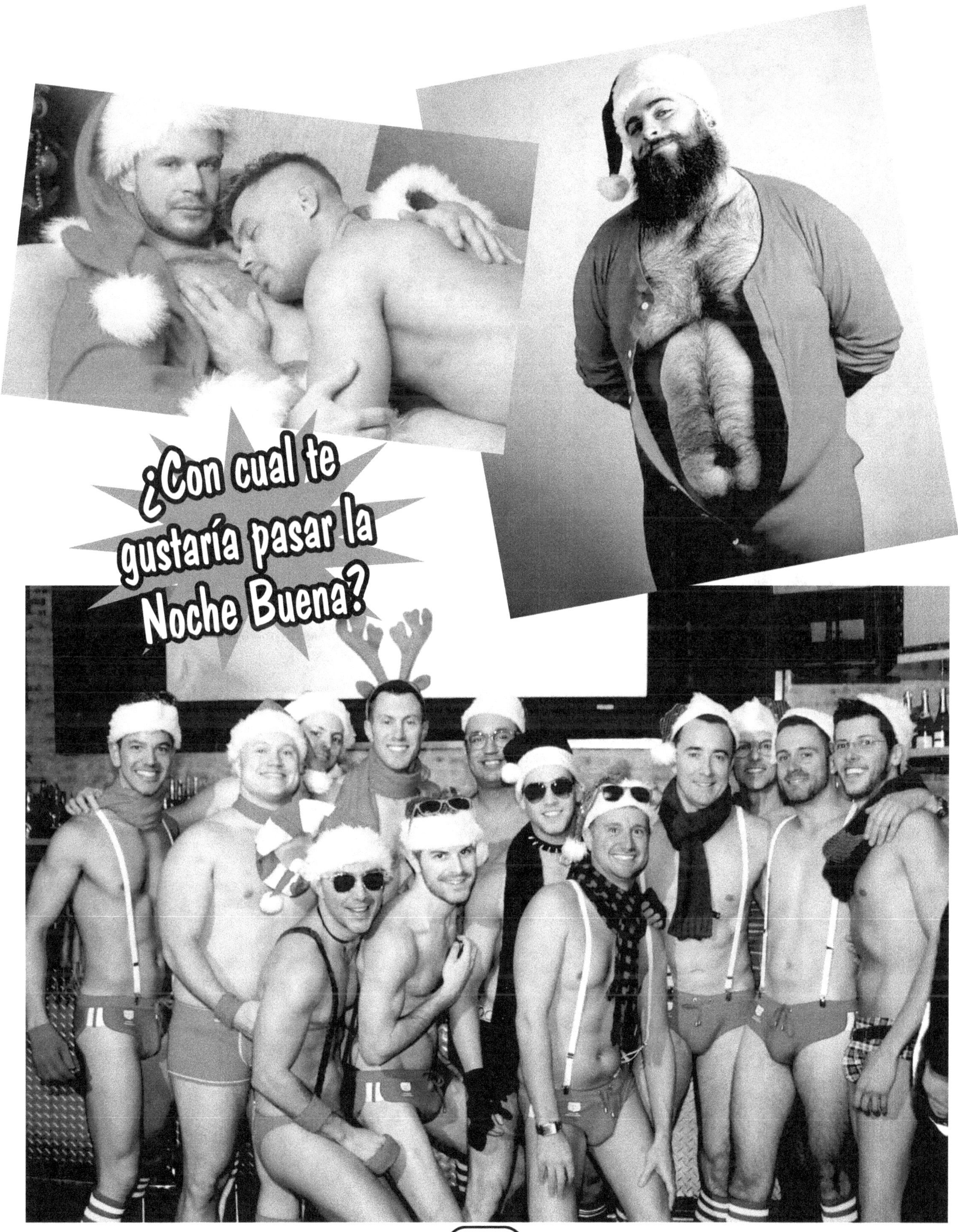

¿Con cual te gustaría pasar la Noche Buena?

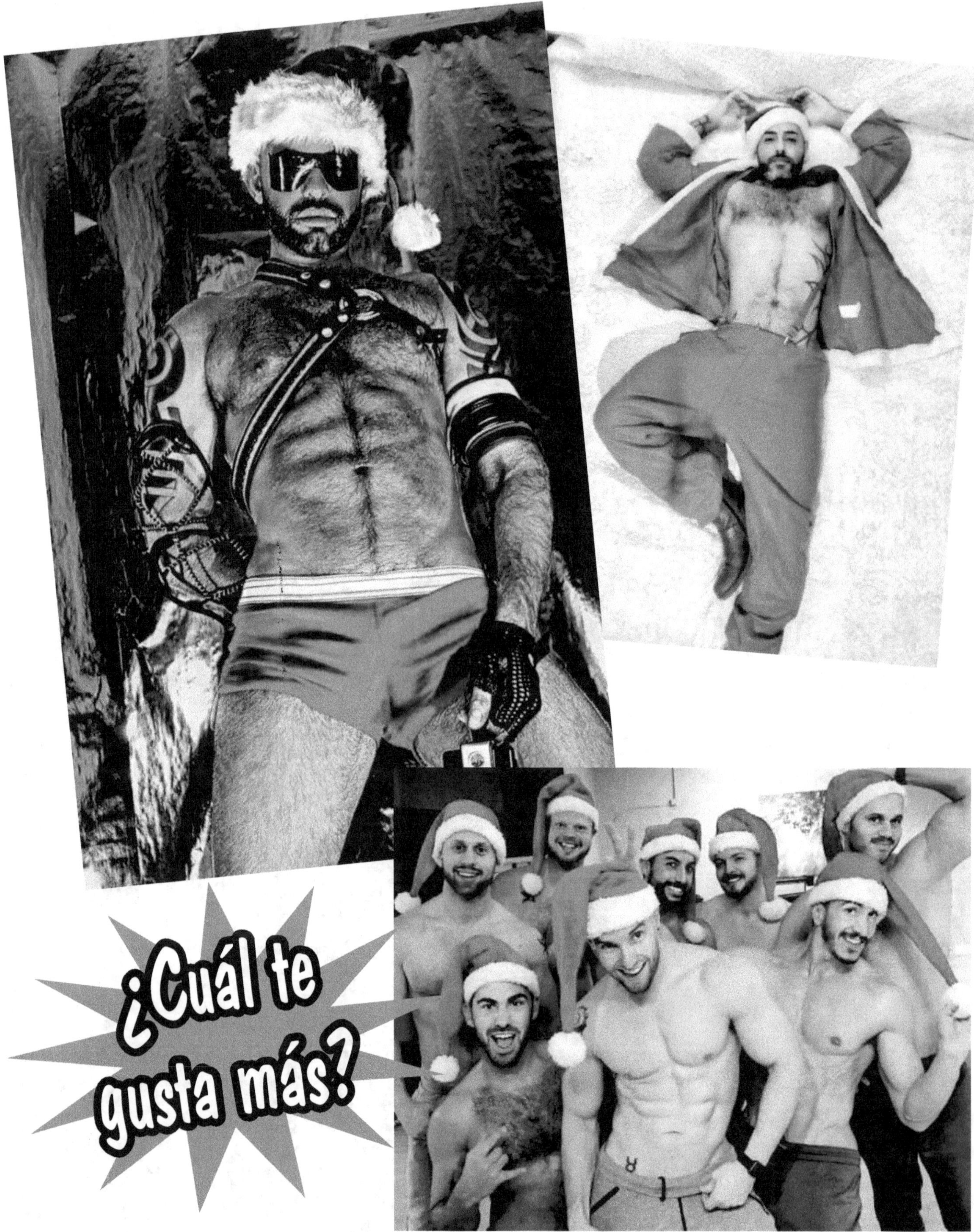
¿Cuál te gusta más?

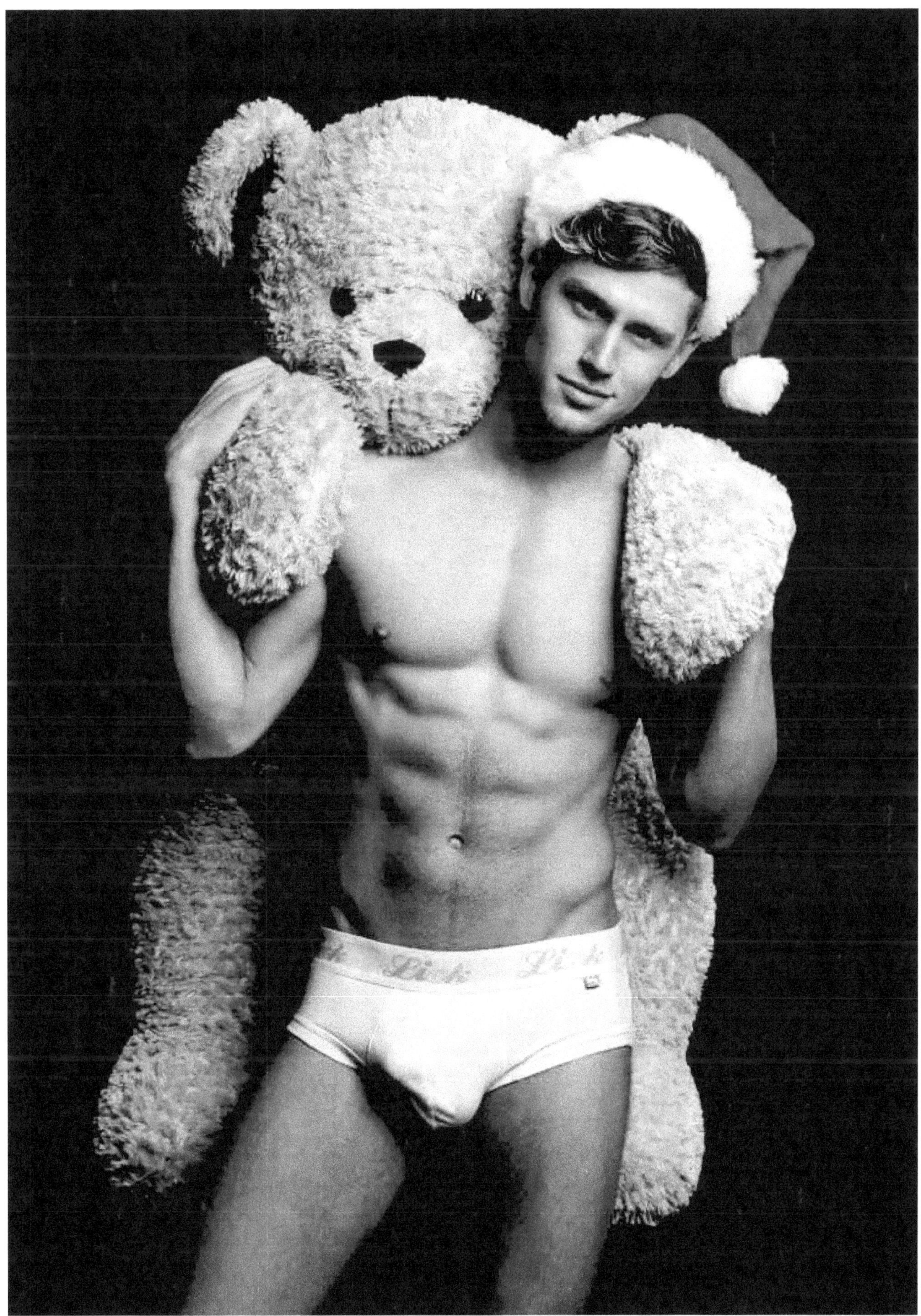

¡Feliz Navidad!

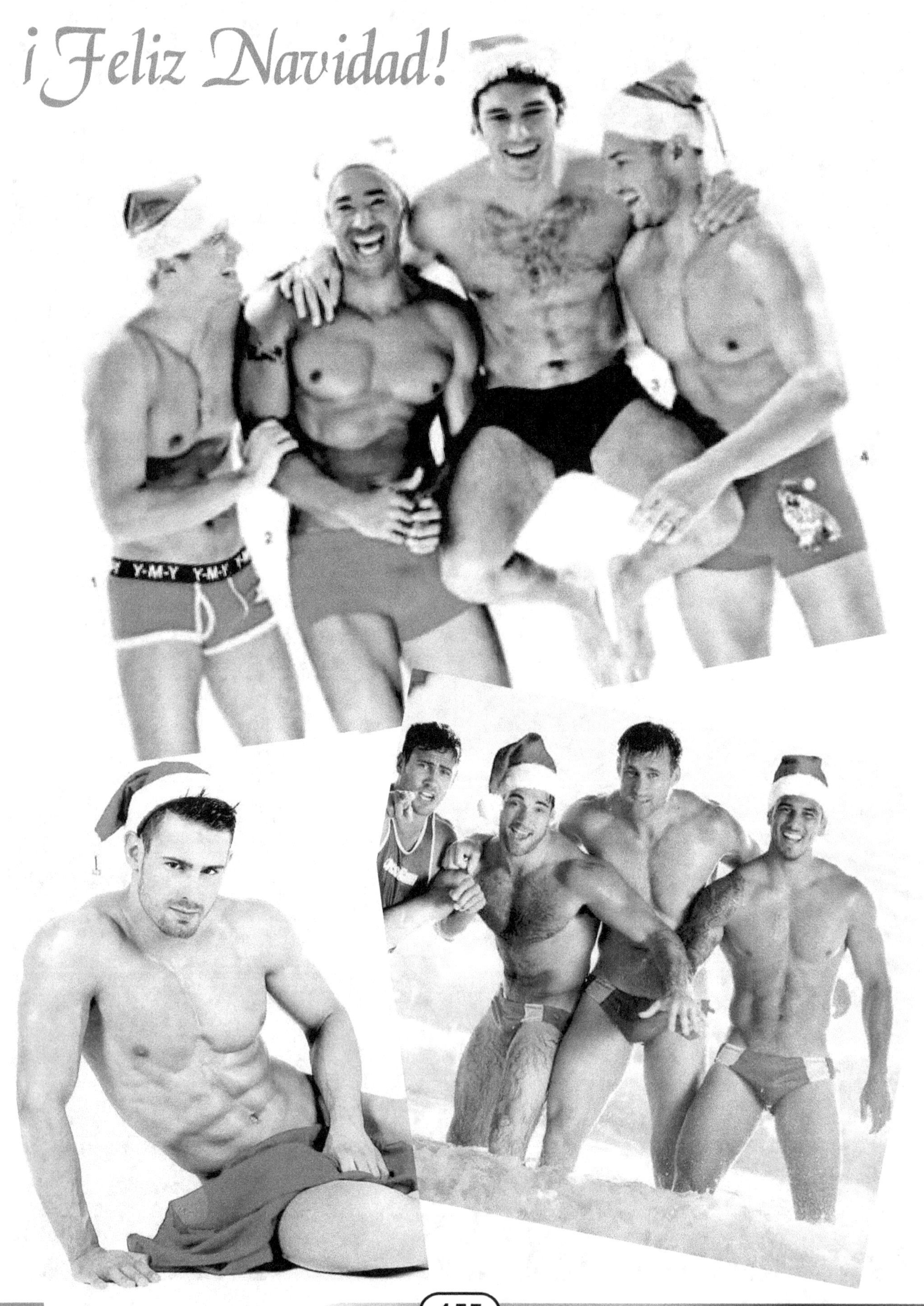

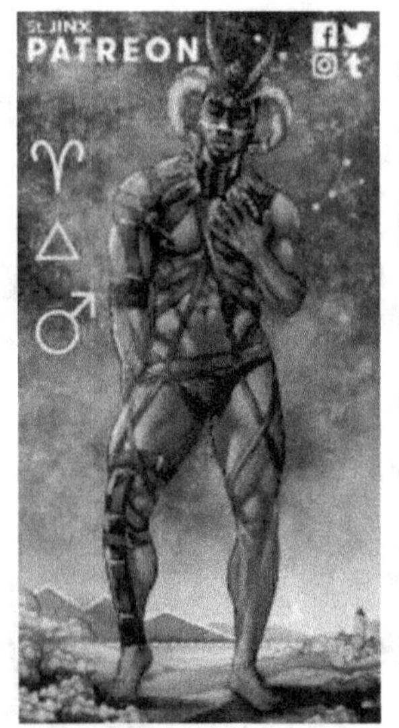

ARIES

Para este mes nos indican los astros que tienes que contactar a tus familiares, es muy importante enviarles mensajes; un audio, una videollamada, para que sientan ese amor y cariño. Este mes va a estar muy movido para empezar a hacer muchas cosas.

Te espera un día difícil, con tensión emocional y retrasos; quizá necesites separarte de alguien o de algo pero no seas capaz de hacerlo. Tienes que cambiar algunas pautas, además hoy será un día para hacer transformaciones: limpia tus espacios, tira todo aquello que ya no sea útil y reordena lo restante, esto hará que el proceso psicológico interno también se mueva.

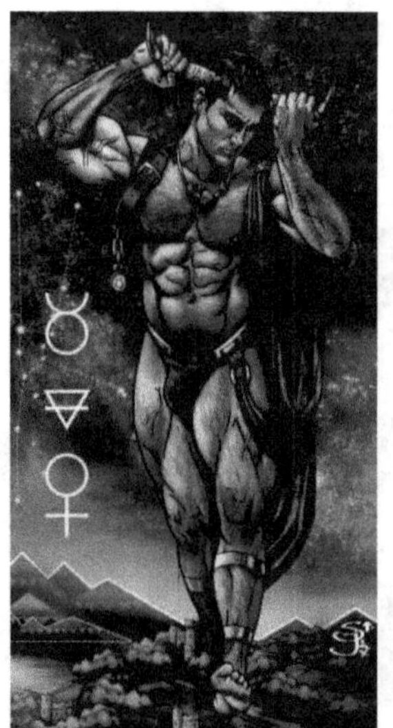

TAURO:

Diciembre va a ser un mes en el que te invitan los astros a que digas la verdad, este va a ser tu estandarte para poder seguir avanzando y sobre todo, para que llegue el universo y te empiece a llenar de muchísimas bendiciones.

Se presentarán algunos obstáculos hoy, no te deprimas, Tauro, levanta el ánimo, que todo se solucionará. En general, será un día en el que hacer uso de la discreción: no comentes tus proyectos a las personas que no sean de confianza, pues podrían intentar aprovecharse de tus ideas.

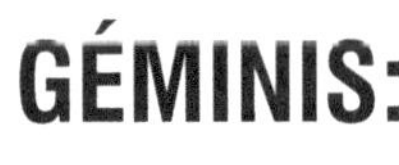

GÉMINIS:

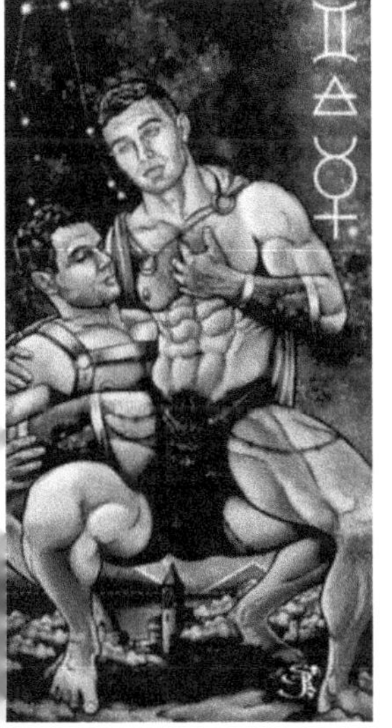

Es momento de algo que te encanta, en este mes de diciembre vas a aprender a trabajar en equipo, vas a aprender a seguir haciendo eso que tanto te gusta. El 24 y el 31 envía felicitaciones, pero sobre todo muy importante, genera el bien para hacer una onda de buena vibra hacia todos

Tus proyectos hoy serán fructíferos y la energía positiva, siempre y cuando uses bien tus palabras. Te encuentras en un buen momento para escribir, para realizar actividades de relaciones públicas y también para la comunicación en general. Géminis, será un día para los desplazamientos, como pequeños viajes; si puedes, sal con tus amistades pero con las debidas precauciones, recuerda que todavía estamos en pandemia. No tengas ningún descuido.

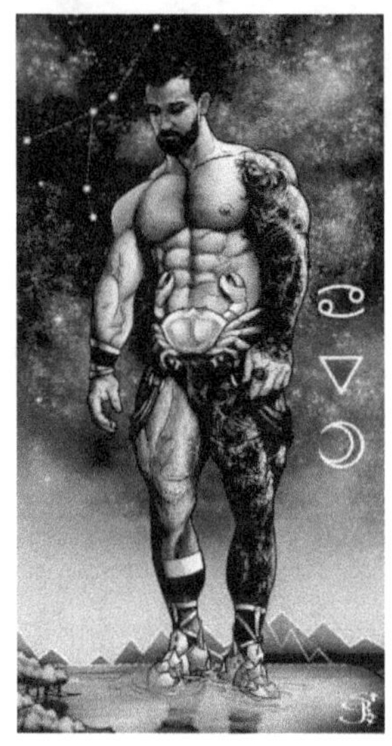

CÁNCER:

Cáncer, hoy te podrías sentir con cierta tensión emocional; intenta usar tu mejor aspecto actual, la comunicación, fluye y exterioriza tus sentimientos. Si es posible, vete a una biblioteca o librería y hazte con algún libro interesante, si utilizas tu intuición en la elección, podrás encontrar orientación hacia las respuestas que buscas.

Es momento de reconocer que tú tienes un don muy específico, diciembre va a ser el mes en donde vas a sacar tu intuición y me vas a escribir: "Oye Genio, ¿sabes qué? Yo pensé que era por la derecha pero a la mera hora me fui de frente y, ¿qué crees? Que me fue estupendamente bien..." Así es que efectivamente, hazle caso a tu intuición.

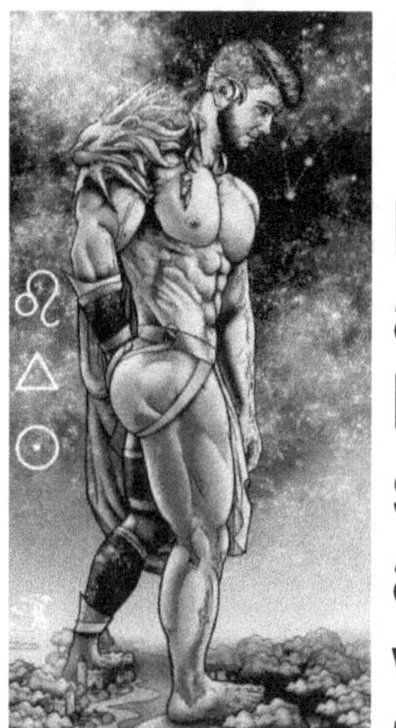

LEO

Es momento de aprender a que todo lo sencillo, todo lo simple, a veces es aquello que no valoramos porque lo tenemos muy cerca y de pronto se nos olvida recordar esos pequeños regalos que el Universo nos da como el amor de familia, el cariño, la comprensión, la honestidad.

Así es que diciembre va a ser un mes en el cual los astros te invitan a que tú continúes en invitar a todos a que hagan esta magia con estos pequeños dones que son gratis dentro del Universo.

Disfrutarás de éxito gracias a tus relaciones con el exterior, especialmente en el terreno profesional, Leo, podrás ver tu mejoría gracias a las relaciones sociales que mantengas; en el ámbito personal, te sentirás feliz, y en el sentimental, nada podrá ir mejor. Los viajes largos también estarán bien aspectados. Así que si viajas recuerda cuidarte mucho, tomar todas las medidas de seguridad y no exponerte a riesgos innecesarios.

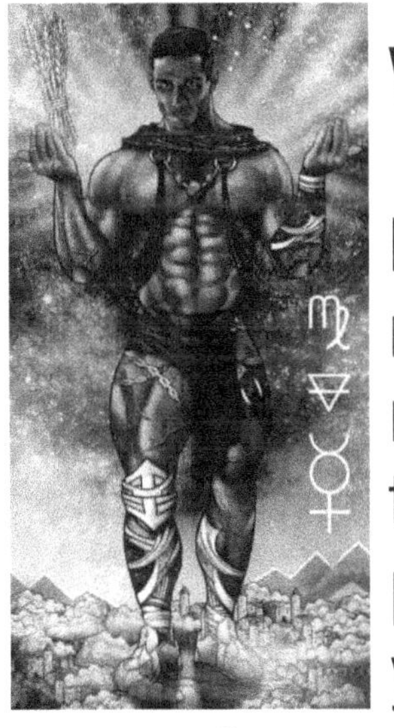

VIRGO

Diciembre es un mes para ser tú mismo así como también para peronar, en el cual yo sé que vas a pensar: ''¿Pero cómo es es posible perdonar a las personas que me estuvieron haciendo daño durante todo el año?'' Es importante perdonar porque de esa manera te vas a liberar tú, vas a sentir que esas emociones y sentimientos ya no los tienes contigo así es que eso te hará crecer más.

Tendrás un día muy tenso, pues tal vez lleves a tu vida íntima las presiones del trabajo. Sin embargo, la salida positiva estará en la forma en la que te expreses, tanto en el sector laboral como en tus relaciones personales. Virgo, es posible que hoy tengas que tomar decisiones importantes: ¡cuenta con tu intuición!

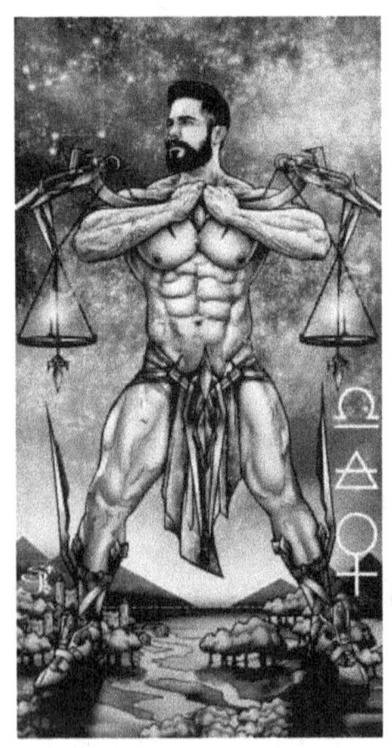

LIBRA

Diciembre va a ser un mes para poder sanarte, pero también vas a tener la palabra como Don Sanador para poder incluso actualizar y manifestar aquellos deseos que dices: "Padme, se me fueron 11 meses y no los cumplí, ¿qué es lo que pasa?" Pasa que este mes va a ser para que puedas manifestar y actualizar todo lo que quieras y de esa manera vas a empezar a sanarte y a sanar todo lo que tiene que ver con tu linaje.

Si tienes relaciones con el extranjero o tus proyectos se asocian a este sector es el momento de cerrar contratos. Libra, los viajes en este tiempo serán favorables y placenteros. También será un buen día para firma de papeles legales. Y si puedes, invita a tu pareja a un viaje, será divertido.

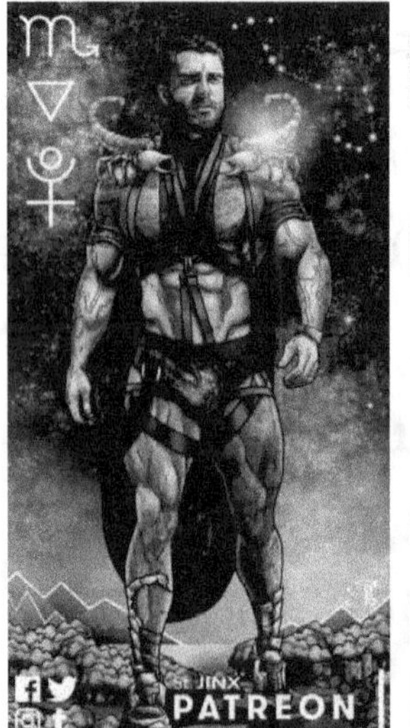

ESCORPIÓN

¿Qué crees? Que este mes de diciembre te invitan los astros a que

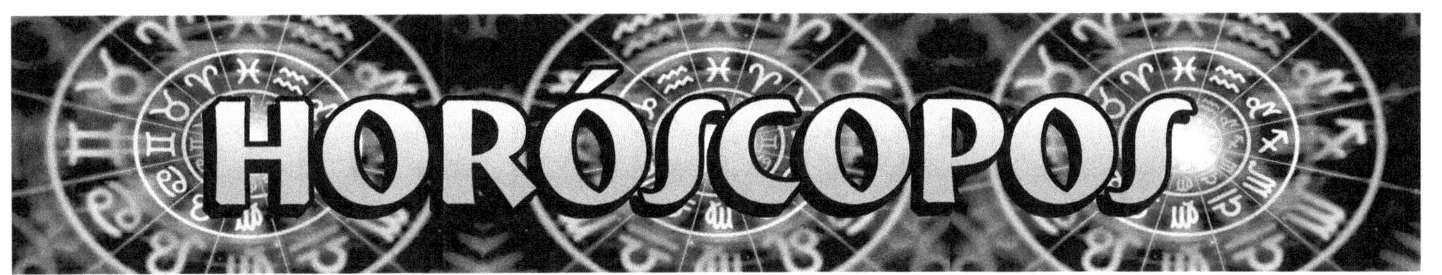

tengas una enorme sonrisa, que tengas carcajadas para que de esta manera te empieces a sentir por completo libre y tranquilo. Empiezas a recibir los dones y las alegrías que nos otorga el Ángel de la Navidad, el Niño Dios, el Año Nuevo y que tú empieces a ver que todo esto empieza a ser un gran año venidero.

Trata de desconectarte de los eventos colectivos hoy, porque te traerán preocupación y te afectarán emocionalmente. Mantendrás unas magníficas relaciones con tu familia y pareja, podréis planear unas vacaciones bien merecidas para todos; los mejores lugares que podéis escoger serán lugares con agua, como playas,

ríos, lagos, etc.

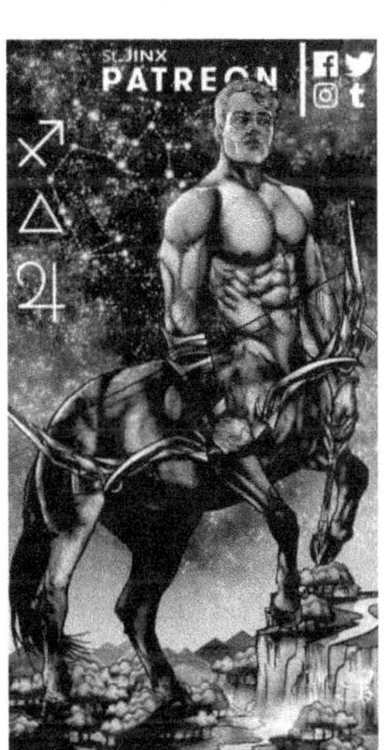

SAGITARIO

En diciembre es momento de que te relajes, de que en verdad empieces a ver que todo va bastante bien. Todavía continuas en tus 52 días de período constructivo así es que por favor date esta libertad de explorar nuevas cosas y de sentir realmente qué es lo que tú quieres, que es lo que necesitas tú primero, relajate mucho y no cargues problemas ni juzgues a los demás.

Hoy será un buen día para buscar la paz interior: retírate

del mundo y trata de encontrarte a ti mismo-a, analizando tus emociones y sentimientos. Lo más importante es la transformación y el crecimiento interior, si lo logras, esto se reflejará necesariamente en tu vida cotidiana. Desecha cualquier sentimiento y emoción que tenga algo que ver con el odio, el rencor, los celos o la posesión, porque te dañarán.

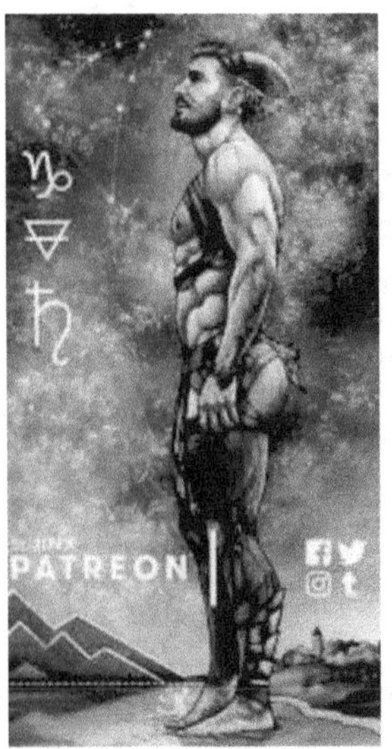

CAPRICORNIO

Hoy tu mundo emocional se encontrará bastante revuelto, por eso podrías llevar tus problemas laborales a la vida emocional, o incluso tomar decisiones en el trabajo mezcladas con tus emociones. Esto afectará tanto a tus relaciones en lo profesional como con tu familia. Separa las energías, Capricornio.

El Cosmos te dice que es momento de que pruebes algo nuevo, es momento de salir de este estado de confort para que aquellos deseos que tienes se empiecen a hacer realidad. Viene también tu mes, te celebramos a ti, así es que a movernos y a ponernos de manteles largos, por algo el Maestro Jesús es Capricornio. Así que si quieres emprender algún proyecto, ¡Hazlo!

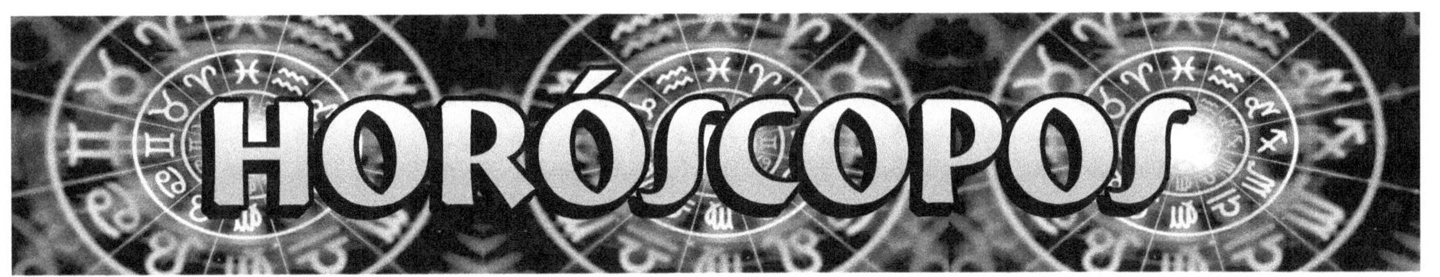

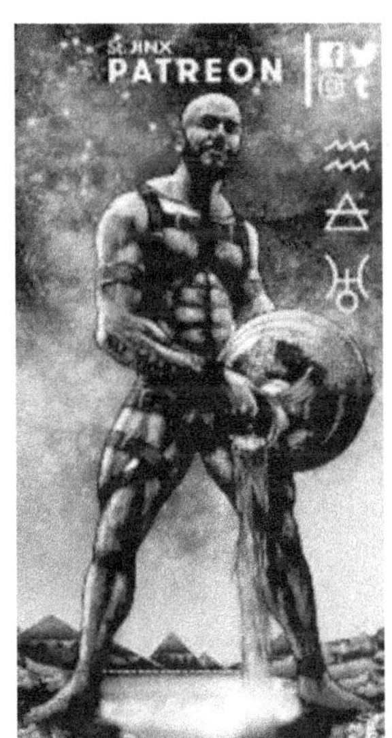

ACUARIO

Es momento de poner en práctica todos tus conocimientos. Durante el mes de diciembre, te viene un arcoíris en el cual vas a ver que la vida se empieza a pintar con todo esta gama de colores y que es importante sentir también las emociones para recordar que estamos vivos y aquí continuamos en esta misión de vida que es aprender y continuar siendo felices.

Tendrás suerte en el juego hoy, Acuario. Por otra parte, te recomendamos que sigas a tus instintos más profundos, porque así desarrollarás la creatividad. Los chicos serán ahora importantes en tu vida. En definitiva, estás en un período de popularidad y tus nuevas ideas se están gestando. Que lo disfrutes.

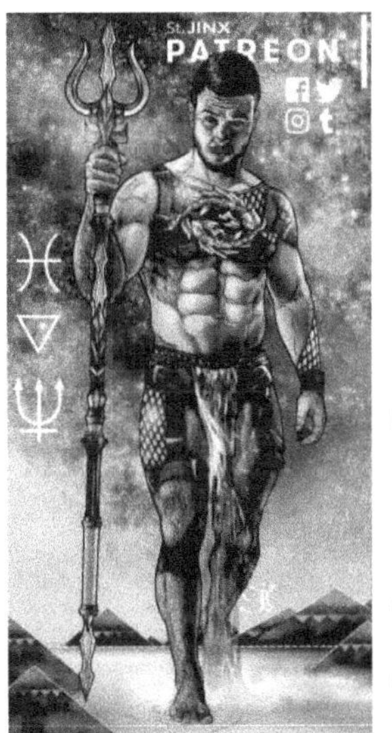

PISCIS

Para ti mi adorado pececito, el consentido del Universo. Los astros nos indican que este mes de diciembre tienes que pedir un gran deseo a las estrellas, al Cosmos porque se te va a hacer realidad y aprende a dejar en este mes el pasado, el pasado ya fue y es momento de aprender a vivir este presente para poder hacer de ello un futuro mejor.

Te espera un día difícil, pues no solamente habrá tensión en el terreno laboral, sino también en el emocional: no te lleves los problemas del trabajo a casa. Tendrás que tomar decisiones en conjunto ahora. Empezarás a encontrarte en pleno periodo de expansión y mucho más positivo.

Lo importante en este momento es que no te dejes llevar por las emociones. No seas impulsivo mi querido piscis, antes de reaccionar, date un minuto para pensar lo que vas a hacer. Esto te permitirá tener una mayor claridad para tomar la mejor decisión.

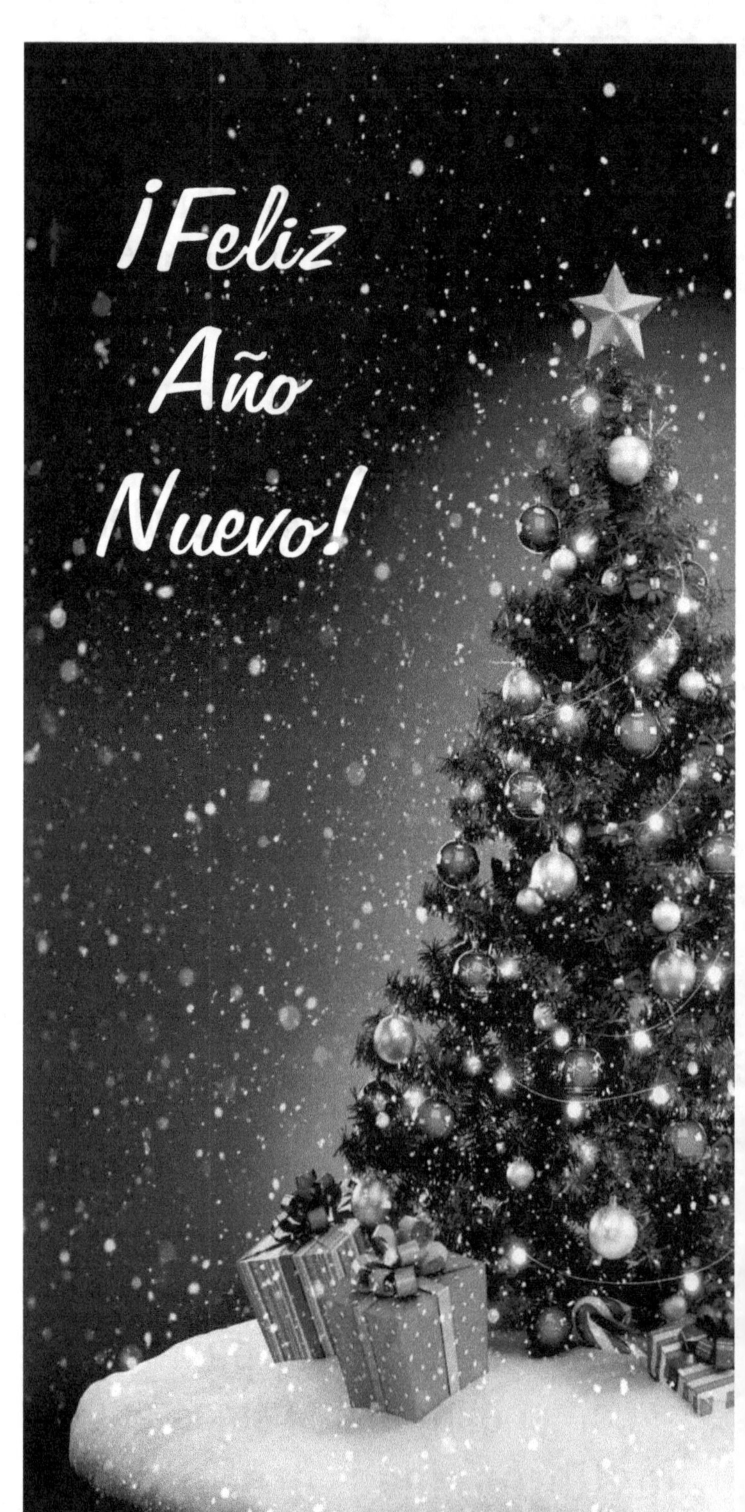

Yo tengo fe en mí mismo.

Soy una creación amorosa

y triunfadora.

Yo soy fuerte, valiente y libre.

Yo amo la vida y

la vida me ama.